LES ACTUALITÉS MÉDICALES

Le Diabète
et
son Traitement

LES ACTUALITÉS MÉDICALES

Collection de vol. in-16 carré de 100 pages avec fig., cartonnés. 1 fr. 50

ABONNEMENT A 12 MONOGRAPHIES : 16 FRANCS

La Grippe, par le Dr L. GALLIARD, médecin de l'hôpital Saint-Antoine. 1 vol. in-16 carré, 100 pages avec 7 fig., cart. 1 fr. 50

Les États neurasthéniques, par le Dr GILLES DE LA TOURETTE, professeur agrégé à la Faculté de Médecine, médecin de l'hôpital Saint-Antoine. 1 vol. in-16 carré, 92 pages, cart. 1 fr. 50

Formes cliniques et Traitement des myélites syphilitiques, par le Dr GILLES DE LA TOURETTE. 1 vol. in-16 carré, 92 pages cart....................................... 1 fr. 50

La Diphtérie, par le Dr H. BARBIER, médecin des hôpitaux, et G. ULMANN, interne des hôpitaux. 1 vol. in-16 carré, 96 pages avec 7 fig., cart.............................. 1 fr. 50

Psychologie de l'instinct sexuel, par le Dr Joanny Roux, médecin-adjoint (désigné) des Asiles d'Aliénés de Lyon. 1 vol. in-16 carré, 96 pages avec fig., cart................ 1 fr. 50

La Radiographie et la Radioscopie cliniques, par le Dr L.-R. RÉGNIER, chef du laboratoire de radiographie de la Charité. 1 vol. in-16 carré, 96 pages et 11 fig., cart............ 1 fr. 50

Les rayons de Rœntgen et le diagnostic de la Tuberculose, par le Dr A. BECLÈRE, médecin de l'hôpital Saint-Antoine. 1 vol. in-16 carré, 96 pages et 9 fig., cart.......... 1 fr. 50

Le Tétanos, par le Dr J. COURMONT, professeur agrégé à la Faculté de Lyon, médecin des hôpitaux et M. DOYON, professeur agrégé à la Faculté de Lyon. 1 vol. in-16, 96 pages et 4 fig., cart....................................... 1 fr. 50

Les Régénérations d'organes, par le Dr P. CARNOT, docteur ès sciences, ancien interne des hôpitaux de Paris. 1 vol. in-16 96 pages et 14 fig., cart............................ 1 fr. 50

Thérapeutique oculaire, *nouvelles médications, opérations nouvelles*, par le Dr F. TERRIEN, chef de clinique ophtalmologique à la Faculté de médecine de Paris. 1 vol. in-16 carré, 96 pages et 12 fig., cart........................... 1 fr. 50

Les Auto-intoxications de la grossesse, par le Dr BOUFFE DE SAINT-BLAISE, accoucheur des hôpitaux de Paris. 1 vol. in-16 carré, 96 pages cart.............................. 1 fr. 50

Le Diabète, par le Dr R. LÉPINE, professeur de clinique à la Faculté de médecine de Lyon, 1 vol. in-16 carré, 96 pages, cart....................................... 1 fr. 50

Le Rhume des foins, par le Dr J. GAREL, médecin des Hôpitaux de Lyon, 1899. 1 vol. in-16 carré, 96 pages, cart. 1 fr. 50

Diagnostic du siège de la lésion des Maladies de la moelle, par le Dr GRASSET, professeur de Clinique médicale à la Faculté de Montpellier, lauréat de l'Institut, 1899. 1 vol. in-16 carré, 96 pages, 7 fig., cart....................... 1 fr. 50

LES ACTUALITÉS MÉDICALES

Le Diabète et son Traitement

PAR

R. LÉPINE

PROFESSEUR DE CLINIQUE MÉDICALE A L'UNIVERSITÉ DE LYON
CORRESPONDANT DE L'INSTITUT
ASSOCIÉ DE L'ACADÉMIE DE MÉDECINE

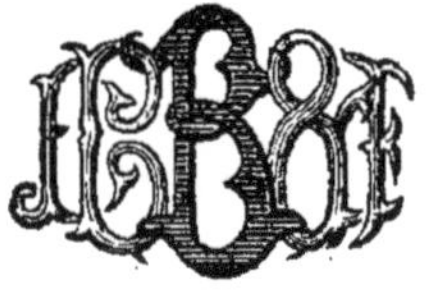

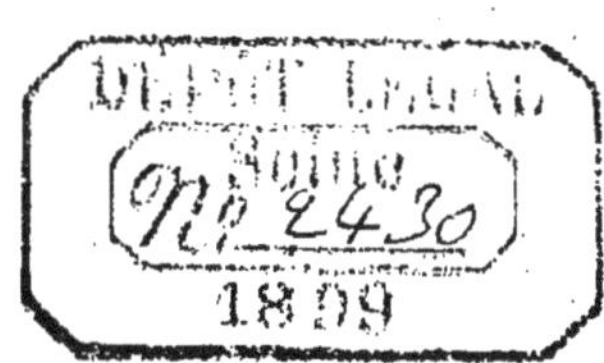

PARIS
LIBRAIRIE J.-B. BAILLIÈRE ET FILS
19, RUE HAUTEFEUILLE, 19

1899

LE DIABÈTE

ET

SON TRAITEMENT

INTRODUCTION

Plusieurs points de l'histoire du diabète sucré présentent un réel intérêt d'actualité. Mais, n'ayant à ma disposition qu'un petit nombre de pages, j'ai dû faire un choix : les lésions pathogéniques, les principes généraux du traitement diététique et médicamenteux du diabète ; puis la dyscrasie toxique qui peut compliquer cette maladie et qui aboutit au coma, voilà ce qu'on trouvera dans les pages suivantes.

I. — PRINCIPALES FORMES DU DIABÈTE

Au point de vue clinique, on pourrait distinguer un grand nombre de formes de diabète ; mais, à l'exemple de Lancereaux, et pour simplifier, il suffit à la rigueur d'en décrire quatre.

1. — DIABÈTE GRAS

C'est la forme la plus commune dans la classe aisée. Les sujets qui en sont atteints présentent parfois des manifestations arthritiques, ou bien ils ont des goutteux dans leurs ascendants ou leurs collatéraux ; très souvent ce sont de gros mangeurs. La glycosurie chez eux est variable, quelquefois très abondante, mais jamais excessive; assez souvent minime, elle peut manquer à certains moments, s'ils se soumettent à un régime convenable et surtout à une abstinence relative (1). En tous cas, chez ces malades, le diabète, bien qu'abrégeant très sensiblement la durée de la vie, est relativement bénin. Ils ont presque toujours les apparences de la santé, même avec une glycosurie forte.

2. — DIABÈTE MAIGRE

Cette forme, beaucoup moins commune que la précédente, est celle qu'on rencontre surtout chez les sujets jeunes. Les malades maigrissent très promptement ; ils perdent prématurément leurs forces et deviennent de bonne heure cachectiques. La polyurie et la glycosurie sont presque toujours très intenses ; la terminaison est relativement rapide. Telle est la forme primitive du diabète maigre, qu'il ne faut pas confondre avec la cachexie qui se montre chez la plupart des diabétiques à une période avancée de leur maladie.

3. — DIABÈTE NERVEUX

Sous le nom de diabète nerveux, on a réuni des cas dissemblables ; il convient de distinguer :

(1) On sait que Maurel (de Toulouse) (*Bull. de Thérap.* 1897) a guéri certains de ces diabétiques en les soumettant au régime du lait pris en petite quantité. La cure du diabète, par un aliment sucré, ne peut agir que par la restriction de l'alimentation.

1° Les diabètes traumatiques (1) consécutifs le plus souvent — mais pas toujours — à un coup sur la tête (2); les diabètes sous la dépendance d'une maladie organique de l'encéphale (3); puis ceux qui succèdent à des émotions morales de toutes sortes (4); enfin les diabètes beaucoup plus rares qui paraissent sous la dépendance d'une névrose.

Dans les névroses traumatiques, la *glycosurie* serait relativement fréquente (5); mais la permanence de la glycosurie est tout à fait exceptionnelle.

Entre la maladie de Basedow et le diabète ner-

(1) D'après mon élève Jodry (*Thèse de Lyon*, 1897), il y aurait 5 diabètes traumatiques sur 100 diabètes. Cette proportion est celle que fournissent les statistiques des hôpitaux. Elle me paraît un peu forte si l'on tient compte des diabètes légers qui, d'habitude, ne viennent pas à l'hôpital.

(2) Voir pour la bibliographie la thèse précédemment citée de Jodry. Postérieurement à cette thèse a paru un mémoire de Lenné (*Deutsche med. Woch.*, 1897, p. 514) renfermant quelques cas de diabète consécutifs à une chute sur l'occiput.

(3) Voir, pour la bibliographie, la thèse de mon élève Courvoisier (Lyon, 1898).

(4) D'après Williamson (Diabetes, London 1898, p. 122), la fréquence du diabète, dû à des émotions, serait de 18 0/0. Ces émotions sont tantôt des soucis d'affaire, tantôt une vive anxiété, une terreur, etc.

(5) Voir : Goolden. On diabetes and its relations to brain affections (*Lancet*, 1854. I, p. 656 (un cas) et II, p. 29). — Buzzard. Case of Glycosuria following cerebrospinal concussion (*Med. Times*, may 20). — Brouardel et Richardière. Du diabète traumatique au point de vue des expertises médico-légales (*Annales d'hygiène publique*, nov. 1888). — Bernstein-Kohan. Du diabète traumatique (*Thèse de Paris*, 1891). — Ebstein. Zur Lehre von traumat. Diabetes, etc. (*Deutsches Archiv für klinische Med.*, tome LIV, p. 305). — Asher. Das Krankheitsbild der traumatischen Diabetes, etc. (*Dissert.*, *Iena*, 1894). — Heimann (*Münch. med. Woch.*, 1896, n° 15). — Higgins et Hogden. Traumatic glycosuria (*Boston Med. Journal*, 28 févr. 1897, p. 197). — Naunyn. Der Diabetes, p. 65 (un cas inédit). A noter, de plus, que, d'après Arndt (*Berliner kl. Wochenschrift*, 1898, p. 1085), la glycosurie *alimentaire* s'observe plus facilement dans l'hystérie traumatique que dans l'hystérie ordinaire.

veux, il existe quelque parenté, car on voit les deux affections dans la même famille, et il est possible de réunir actuellement une trentaine d'observations où l'on trouve signalée la coïncidence d'un diabète — je ne dis pas d'une simple glycosurie — et de la maladie de Basedow(1).

Il existe, peut-être, des diabètes d'origine hystérique, mais les observations en sont des plus rares (2). Cette rareté contraste avec la fréquence si grande du diabète insipide chez les hystériques (Mathieu) et ce contraste est d'autant plus remarquable qu'il y a certainement des rapports entre le diabète sucré et le diabète insipide, ainsi qu'on l'a maintes fois noté (3).

(1) Voir pour la bibliographie de cette question : Souques et Marinesco, *Bulletin médical*, 16 juin 1897. — Naunyn (*loc. cit.*, p. 77) ajoute quelques cas aux précédents. — Dienot (*Thèse de Lyon*, 1898, inspirée par M. Lannois). Cette thèse renferme l'observation inédite d'un malade de mon service et une bibliographie assez complète, à laquelle il faut ajouter toutefois : Blachstein (*Verhandl. des Congress für innere Medicin*) Wiesbaden, 1896). — Grawitz (*Fortschritte*, 1897, 25 nov.). Dans ce dernier cas, la quantité d'urine était de 3 litres, 45 grammes de sucre par litre; amélioration par le repos, et aggravation par l'opothérapie thyroïdienne.

(2) Voir la première observation du mémoire de Grenier : Hystérie et diabète (*Archives de médecine*, 1888, vol. 2, p. 453). Elle a trait à un homme atteint successivement de troubles sensoriels, de monoplégie, de paraplégie, d'hémiplégie, puis de glycosurie. Dans les observations 2 et 3 de Grenier, il n'est pas prouvé que le diabète soit sous la dépendance de l'hystérie. — L'observation de Gumpertz (*Deutsche med. Wochensch.*, 1896, p. 791) n'est pas meilleure : il s'agit d'un ancien hystérique, obèse qui, sept ou huit ans après sa première attaque, fut atteint d'un diabète *grave*. Quelle preuve a-t-on que le diabète fût *hystérique?* Je considère, au contraire, comme une bonne observation de diabète hystérique, celle qui a été publiée par André (de Toulouse) (*Précis clinique des maladies du système nerveux*, Paris, 1895, p. 873). Cette observation prouve qu'un diabète hystérique peut se manifester par une polyurie de 8 litres et une glycosurie considérable (94 grammes de glucose par litre).

(3) Voir sur ce sujet : Senator, *Deutsche med. Woch.*, 1897, p. 385.

J'ai moi-même observé un cas très positif de diabète sucré hystérique chez une femme de 40 ans ; la glycosurie, légère, *alternait* avec de l'albuminurie. Des faits de ce genre ont été déjà signalés, mais sans qu'une interprétation tout à fait satisfaisante en ait été jusqu'ici donnée (1).

Il n'est pas impossible que la cause de cette alternance du diabète et de l'albuminurie réside non dans le sang, mais dans des modifications fonctionnelles du rein. On sait, depuis longtemps, que le ralentissement de la circulation glomérulaire est, toutes choses égales, très favorable au passage de l'albumine; d'autre part, d'autres conditions, jusqu'ici mal connues, rendent le rein plus ou moins perméable au sucre (2).

Certains cas, peut-être, de diabète aigu ou subaigu, à l'autopsie desquels on ne trouve pas de lésion significative, pourraient être considérés, je ne dis pas comme hystériques, mais comme *nerveux*. J'ai vu, de la manière la plus certaine, des anorexies essentielles se terminer par la mort. Il est possible qu'un *déclanchement* (3) d'autres neurones que ceux qui font sécréter les sucs digestifs réalise un diabète.

Il n'y a pas de fait démontrant qu'un diabète puisse dépendre d'une épilepsie (4). Mais on a vu

(1) Voir : SALLÈS, *Thèse de Lyon*, 1893 (inspirée par le prof. J. Tessier, et SENATOR, *Deutsche med. Wochenschrift. Vereins. Beiläge*, 1896, p. 154, 1re colonne.

(2) LÉPINE. De la nécessité d'admettre un élément rénal du diabète (*Semaine médicale*, 1895, p. 383, et *Revue de Médecine*, 1896, p. 594).

(3) LÉPINE. Théorie des paralysies hystériques (*Lyon médical*, 1894, tome 76, p. 462). Voir encore, sur le même sujet, les communications plus récentes de GEREST (*Revue de Médecine*, 1898, p. 648), et de GUINARD (*id.*, p. 734).

(4) Il n'y a même pas de glycosurie transitoire après une attaque.

les deux affections coexister : une lésion cérébrale peut produire l'une ou l'autre. C'est ce qu'a vu le professeur Ebstein (1). Il y a aussi une autre éventualité : un diabète peut amener, en raison de la dyscrasie, une lésion du système nerveux central, laquelle provoque l'épilepsie (2).

En somme, tous ces diabètes dits nerveux forment un groupe de faits disparates dans lesquels ce n'est pas la glycosurie qui, en général, fait la gravité de la maladie, attendu que, *sauf exception*, elle n'est pas des plus considérables.

4. — FORMES INDÉTERMINÉES

Enfin il y a un grand nombre de diabétiques qui ne rentrent pas dans les catégories précédentes. Chez eux, le diabète succède tantôt à l'abus des boissons alcooliques, tantôt à une cause banale, parfois à une maladie infectieuse aiguë (grippe de préférence) ou chronique (syphilis, rare). —La symptomatologie et la marche sont *variables;* il est impossible d'en donner une description qui s'applique à la majorité des cas. Le seul symptôme commun est la glycosurie. Encore faut-il ajouter que, dans un bon nombre de cas, elle peut être longtemps ignorée par le malade. Je possède un certain nombre de cas de

(1) Ebstein (*Deutsche medicinische Wochenschrift*, 1898, nos 1 et 2. — L'observation II a paru dans la *Semaine médicale* 1896, p. 177).

(2) Lépine et Blanc (*Revue de Médecine*, 1886, p. 169). La lésion, dans ce cas, n'était pas macroscopique, mais seulement microscopique : c'était une encéphalite corticale étendue à une grande partie de la région motrice. Ebstein (*loc. cit.*, obs. I) a observé un cas semblable. Il ne semble pas que de telles lésions soient causées par l'hyperglycémie; c'est probablement à l'acétonurie qu'il faut les attribuer.

diabète — probablement intermittent au début — qui ont été méconnus pendant des années.

II. — LÉSIONS PATHOGÉNIQUES

OBSERVÉES A L'AUTOPSIE DES DIABÉTIQUES

On pourrait être tenté d'admettre, avec quelques pathologistes, qu'à chacun des types cliniques précédents correspond une pathogénie particulière. Ainsi, les diabétiques du premier groupe seraient des goutteux, ou tout au moins des arthritiques; chez ceux du second, il y aurait toujours une grave maladie du pancréas; les diabètes nerveux seraient sous la dépendance d'une affection organique au voisinage du bulbe, ou d'un désordre fonctionnel, *sine materia* de cette région de l'encéphale; enfin, prenant en considération le fait que, chez un certain nombre de diabétiques, le foie est augmenté de volume, fait sur lequel Glénard a insisté dans ces derniers temps, on pourrait dire que, chez la majorité au moins des diabétiques du quatrième groupe, le diabète est le résultat d'une excitation fonctionnelle du foie. On aurait ainsi quatre espèces de diabète. Mais, avant d'accepter cette classification arbitraire et cette pathogénie hypothétique, voyons ce que nous révèle l'autopsie des malades, sans méconnaître d'ailleurs une difficulté, celle qui consiste à distinguer les lésions *secondaires*, que je passerai complètement sous silence, des lésions ayant une réelle importance pathogénique.

1. — DIABÉTIQUES GRAS

Chez les diabétiques du premier groupe, on peut, parfois, ne rencontrer aucune lésion qui ait une valeur pathogénique *certaine*. Assez souvent, cependant, *le pancréas est induré* ou légèrement diminué de volume, ou bien encore, quoique d'apparence normale, à l'œil nu, il est en réalité atteint d'une sclérose périacineuse que révèle facilement l'examen microscopique. J'ai depuis longtemps appelé l'attention sur ces cas, où une lésion scléreuse de l'organe échappe complètement à l'examen microscopique (1). Quelle en est la valeur? — On pourrait la croire nulle pour deux raisons : 1° parce que cette lésion laisse *intacte* la plus grande partie de l'acinus ; or nous savons, depuis Mering et Minkowski, qu'une lésion du pancréas ne cause, *chez le chien*, le diabète que si elle est totale (ou presque totale) ; 2° parce que cette sclérose légère se rencontre indubitablement chez beaucoup de sujets *non diabétiques*. Je reconnais ce que ces deux arguments ont de spécieux. On peut toutefois répondre au premier qu'assurément une quantité minime de sécrétion interne pancréatique suffit au chien sain pour le mettre à l'abri du diabète, mais que nous ignorons si, chez un homme fortement *prédisposé* au diabète, la sécrétion interne de *tout* le pancréas n'est pas nécessaire pour annihiler cette prédisposition. — Quant au deuxième argument, il a également peu de valeur: il prouve seulement que certains hommes résis-

(1) Lépine (*Société des Sciences médicales de Lyon*, 11 mars 1890).

tent au diabète, comme le chien, avec une quantité minime de sécrétion interne.

J'estime donc que l'importance pathogénique de la sclérose périacineuse est plus grande qu'on l'a cru jusqu'à ce jour.

Chez ces diabétiques gras, il y a parfois une véritable atrophie du pancréas (Baumel (1) et d'autres), ou bien une sclérose plus accentuée qu'une simple sclérose périacineuse (voir plus loin). Mais le pancréas n'est pas le seul organe qui puisse être lésé chez les diabétiques arthritiques : le plus souvent le foie est *volumineux*. Il est d'ailleurs difficile d'affirmer que cette hypermégalie soit en relation pathogénique avec le diabète ; car elle peut être secondaire. Les diabétiques sont de gros mangeurs de viande, et l'alimentation carnée favorise l'augmentation du volume du foie : elle peut encore dépendre directement de la dyscrasie goutteuse.

En résumé, à l'autopsie des diabétiques arthritiques et obèses, on trouve souvent des lésions du foie et surtout du pancréas, dont il importe de tenir compte.

2. — DIABÉTIQUES MAIGRES

Chez les diabétiques *maigres*, on rencontre assez souvent une sclérose atrophique considérable du pancréas (Lancereaux. La lésion type est celle qui est de nature calculeuse. Dans ces cas, le canal pancréatique est très dilaté, et le tissu glandulaire est transformé plus ou moins complètement en tissu fibreux.

(1) Baumel. Pancréas et diabète, Montpellier 1882. — Voir aussi Naunyn, Diabetes mellitus, p. 99.

Les calculs du pancréas, bien qu'amenant l'atrophie du tissu glandulaire, produisent parfois une augmentation du volume de l'organe. Ainsi, dans un cas de diabète rapporté par R. Mackenzie (1) qui se termina par un coma mortel, le pancréas, très augmenté de longueur et d'épaisseur, présentait de nombreuses bosselures. Le canal de Wirsung était inégalement dilaté et rempli, ainsi que les canaux accessoires, de nombreuses concrétions calcaires. A l'examen macroscopique, on ne pouvait reconnaître trace de tissu glandulaire. A l'aide du microscope on n'en put découvrir que quelques îlots, et les cellules glandulaires étaient beaucoup plus petites qu'à l'état normal. Dans ce cas, comme c'est d'ailleurs la règle, les calculs n'avaient pas été diagnostiqués.

L'affection calculeuse du pancréas n'est pas commune (2) : Hansemann en cite 14 cas sur 72 cas de lésions diabétogènes du pancréas (3), mais cette proportion me paraît exceptionnelle ; en tous cas, elle n'est pas en rapport avec ce que j'observe dans la région lyonnaise. J'ai vu, à l'autopsie, bien des scléroses du pancréas et n'en ai pas encore trouvé qui fût d'origine calculeuse.

On doit à Lannois et Lemoine une bonne étude histologique de la sclérose pancréatique commune, fondée sur l'étude de quatre cas : « Certains lobules sont séparés les uns des autres par des travées de tissu fibreux d'où partent des

(1) Mackenzie (R.), *Montreal med. journal*, janvier 1898.

(2) L'auteur de Die Erkrankungen des Pankreas (dans l'Encycl. de Nothnagel, p. 305) évalue à 70 le nombre des cas connus de lithiase pancréatique. Sur ce nombre, il y a 24 cas de diabète ou de glycosurie.

(3) Hansemann, *Zeitschrift für klinische Medicin*, 1894, t. XXVI, p. 191.

travées secondaires qui vont découper irrégulièrement le lobule primitif, enserrant, comme dans les mailles d'un filet, un groupe d'acini, ou des acini isolés. Sur les points où la lésion est moins avancée, on voit déjà une sclérose des vaisseaux sanguins qui poussent des prolongements dans l'intérieur du lobule. Les canaux excréteurs, au contraire, ne sont que peu altérés (1). »

Bien que cette sclérose *intra-acineuse* laisse intacte la plus grande partie de la glande, on ne peut lui dénier une sérieuse valeur pathogénique, car cette forme de sclérose *n'a jusqu'ici été observée que dans le diabète*. C'est, du moins, l'opinion d'Hansemann qui a fait un travail important sur la question (2). C'est aussi celle de Kashara (3), qui a étudié l'état du pancréas chez un grand nombre de sujets.

Outre la sclérose, il faut mentionner, parmi les lésions pancréatiques diabétogènes, l'atrophie simple, sans pancréatite interstitielle. Dans ce cas, il s'agit d'une altération des cellules glandulaires seules. Cette atrophie avec ou sans dégénération graisseuse concomitante, n'est pas rare. Au contraire, la transformation graisseuse *totale* est exceptionnelle. J'en ai observé un cas : le pancréas, petit, était converti en une masse de graisse et on ne le reconnaissait qu'à sa forme (4).

(1) Lannois et Lemoine, *Archives de médecine expérimentale*, 1891, p. 33.

(2) Hansemann. *Loc. cit.*

(3) Kashara. Ueber das Bindegewebe des Pankreas bei verschied. Krankheiten (*Virchow's Archiv*, 1896, tome CXLIII, p. 111).

(4) Je crois utile de donner ici l'indication bibliographique des principales observations de diabète pancréatique, qui ont été publiées postérieurement à ma *Revue critique* sur la

Quant au cancer du pancréas, on ne le rencontre que fort rarement à l'autopsie des cas qui, cliniquement, ont été considérés comme ressortissant au diabète maigre, car, dans l'immense majorité des cas, la symptomatologie du cancer du pancréas, sur laquelle l'attention est fixée depuis les travaux de Bard et Pic, ne ressemble pas à celle du diabète: la glycosurie n'existe pas dans la plupart des cas de cancer du pancréas (1)

question (*Revue de médecine*, 1892, p. 403). — EICHHORST, Neuritis diabetica (*Virch. Archiv.* 1892, tome 127, p. 1); 2 cas d'atrophie du pancréas. — HADDEN, Cirrhosis of Pancreas in diabetes (*Transactions of the path. Society*, tome XLII, p. 184). — VAUGHAN HARLEY (*British med. journal*, 1892, n° 1618). — THIROLOIX, *Bulletin de la Société anatomique*, 1892, p. 238. — FREIHAN, Diabetes in folge von Pankreassteinen (*Berliner kl. Woch.* 1893, p. 129), 2 cas. — OBICI (*Bolletino delle scienze med.*, nov. 1893), 1 cas. — HOPPE SEYLER (*Deutsches Archiv f. kl. Med.*, 1893, tome LII), 1 cas. — FLEINER (*Berliner kl. Woch.* 1894, 1er janvier), 2 cas d'atrophie du pancréas, le premier seulement avec un diabète grave. — SCHABAD (*Zeitschrift für kl. Med.*, 1894, tome XXIV, p. 108). Un cas de diabète maigre avec dégénération pigmentaire des cellules du pancréas. — LICHTHEIM. Zur Diagnose der Pankreasatrophie durch Steinbildung (*Berl. kl. W.*, 1894, p. 185), un cas; une portion de la glande était saine. — LAURITZEN, *Hospit. Tidende* 1894. — DIECKHOFF, Beiträge zur path. Anatomie des Pankreas mit besond. Berucksichtigung der Diabetesfrage (*Festschrift für Theodor Thierfelder*, Leipzig, 1895. (Statistique importante.) — WILLIAMSON (*Med. chronicle*, 1892 — *Lancet*, 1894. April 14) et Diabetes mellitus. Edinburgh 1898, p. 140 et suiv. (Statistique très importante). — MACKINTOSH (*Lancet*, 1896, oct. 24). Vieux kyste (très probablement du pancréas) chez un diabétique. — WILLE, *Centralblatt für innere Medicin*, 1897, p. 1052. — NICOLAS. Lithiase pancréatique, angio-pancréatite suppurée: sclérose de voisinage; diabète, (*Province médicale*, 28 janv. 1897). — JOLASSE. Un cas de calcul du pancréas avec diabète. Biologische Abtheil. der ærztlichen Vereins Hamburg (*Münchener med. Woch.*, 1899, p. 161). — SIMMONDS (*id.*, *id.*) Deux cas.

(1) D'après BARD et PIC (*Revue de Médecine*, 1897), la glycosurie se rencontre seulement dans le quart des cas. — GUILLON (*Thèse de Paris*, 1898 et *Gazette hebdomadaire* 1898, p. 841) insiste avec raison sur le fait qu'elle manque toujours dans la période cachectique ultime. — BARD et PIC sont d'avis que la glycosurie doit être expliquée, non par la dégénérescence des

et ce n'est que fort exceptionnellement que cette maladie réalise le tableau du diabète grave (1).

Enfin, il est des cas de diabète *maigre* à évolution même rapide, à l'autopsie desquels on ne découvre aucune lésion appréciable ni du pancréas, ni du système nerveux, ni du foie. De tels cas ne sont pas excessivement rares. J'en ai, pour ma part, observé plusieurs dans lesquels l'autopsie a été minutieusement faite. J'ai fait disséquer avec soin le plexus solaire. Il m'a paru (macroscopiquement) sain. Le pancréas examiné histologiquement (2), ne présentait aucune lésion.

Quelle est la pathogénie du diabète dans le cas de ce genre? On ne peut faire que des hypothèses. Je renvoie à celle que j'ai soumise au lecteur à propos du diabète hystérique.

3. — DIABÉTIQUES NERVEUX

J'arrive au groupe des diabètes qu'on range en clinique sous la rubrique des diabètes nerveux.

Il n'est pas rare de rencontrer à l'autopsie des malades de cette catégorie des foyers de ramollissement. Mais, avant de considérer ces lésions comme ayant produit le diabète, il faut se renseigner sur l'évolution de la maladie. Tout d'abord il faut pouvoir établir que la lésion nerveuse a précédé le début du diabète; il y a en

cellules pancréatiques, attendu que cette dégénérescence *n'abolit* pas la fonction spécifique des cellules, mais par le développement d'une sclérose secondaire du pancréas.

(1) Voir Duffey, *Dublin med. journal*, 1883, may.

(2) Voir Mollard (cas de mon service) *Lyon médical*, 1891, tome 68, p. 299. — Lépine, id, 1892, tome 71, p. 591.

effet des ramollissements consécutifs à la dyscrasie acétonémique. L'hémorragie cérébrale peut être aussi causée par des lésions secondaires à la dyscrasie, mais cette lésion est plus rare que le ramollissement.

Lorsque l'antériorité de la lésion nerveuse sera fixée, on aura une *présomption*, mais non une certitude, que cette lésion a été diabétogène; car on peut être en face d'une simple coïncidence. La présomption sera très forte si l'on est certain que le diabète a débuté *peu après* la lésion, et si celle-ci siège en certaines régions de l'encéphale : par exemple, au voisinage du plancher du quatrième ventricule; mais il faut se garder d'imiter certains médecins qui, fascinés en quelque sorte par la brillante découverte de notre grand physiologiste, ont accordé une valeur exagérée à des lésions quasi insignifiantes du plancher : congestion des vaisseaux, aspect granuleux de l'épendyme, etc. Des altérations beaucoup plus considérables de la région, des tumeurs du bulbe, etc., ont souvent évolué sans produire de diabète. En somme, les cas indiscutables de lésions bulbaires diabétogènes ne sont rien moins que nombreux (1).

En tous cas les lésions du bulbe et du mésocéhale n'ont pas le privilège de provoquer le diabète : j'ai publié l'an dernier un cas de diabète consécutif à un ramollissement de la tête du corps strié. Parmi les lésions diabétogènes, il faut citer les lésions de la base de l'encéphale, les tumeurs, en particulier. Les gommes de la base,

(1) WILLIAMSON (Diabetes, p. 127) en cite une vingtaine; mais quelques-uns sont à rayer, car ce sont des cas de simple glycosurie plus ou moins transitoire.

malgré leur rareté, méritent une mention spéciale (1). Mais je signalerai spécialement, à cause de l'actualité du sujet, les tumeurs de la pituitaire avec ou sans acromégalie.

On sait depuis quelques années qu'il y a des cas d'acromégalie avec vrai diabète. Un des premiers qui aient été publiés est celui d'une femme acromégalique de mon service (2) dont l'observation avait paru antérieurement dans la *Revue de médecine* (3). Le sang renfermait 3,38 % et l'urine 71 gr. %. En y joignant : 1° les faits cités par Naunyn (4) (moins celui de Cuningham) ; 2° deux cas de Williamson (5) ; 3° plusieurs cas cités par Lœb (6), enfin les cas de tumeur de la pituitaire *sans acromégalie*, mais *avec diabète* rapportés par Rosenthal (7), Bernhardt (8), Rath (9), Mueller (10), Sternberg (11), etc., on arrive à une

(1) Sur le diabète syphilitique voir :
SEEGEN. Diabetes mellitus (Berlin, 1893). — SERVANTIE. Du rapport du diabète et de la syphilis (*Thèse de Paris*, 1876). — SCHEINEMANN. Diabetes mellitus und Syphilis (*Deutsche med. Woch.*, 1884, p. 644 et 662. — DECKER (id id., 1889, p. 944). — LEMONNIER, *Annales de syphil. et dermatologie*, 1888, p. 398. — FEINBERG, Vier Fälle von Diabetes mellit. syph. Ursprungs (*Berl. kl. Woch.*, 1892, p. 119 et 148). — KERSSEMBOOM, Syph. Erkrank. des centr. Nervensystems complicirt durch Diabetes. (*Dissert.* Berlin, 1895). — MANCHOT, Ueber die Beziehungen der Glycosurie und des Diabetes mellitus zur Syphilis (*Monatshefte f. prakt. Dermatologie*, tome XXVII, fasc. 5 et 6).

(2) LÉPINE (*Revue scientifique*, 1891, 1er semestre, page 272). L'autopsie faite ultérieurement a montré une grosse tumeur de la pituitaire.

(3) PÉCHADRE, *Revue de médecine*, 1890.

(4) NAUNYN, Diabetes mellitus, p. 80.

(5) WILLIAMSON, Diabetes, p. 137.

(6) LOEB, *Centralblatt für innere Medicin*, 1898, p. 893.

(7) ROSENTHAL. Klinik der Nervenkrankh., Stuttgart 1875, p. 188.

(8) BERNHARDT. Hirngeschwulste. Berlin 1881, p. 299.

(9) RATH, *Inaug. Dissert.* Gœttingen 1888.

(10) MUELLER (O. W.), *Inaug. dissert.* Leipzig 1897.

(11) STERNBERG. Akromegalie in *Nothnagel's Encyclopædie*, p. 30.

trentaine d'observations de diabète dépendant d'une tumeur de la pituitaire (1).

On sait que les scléroses médullaires ne sont pas rares chez les diabétiques, comme chez les anémiques. Ce sont des lésions *secondaires*. Mais quant aux scléroses de la moelle ayant causé un diabète, j'en ai vainement cherché une observation probante. On a cité quelques cas de tabes compliqués de glycosurie, mais jusqu'ici, à ma connaissance du moins, toute vérification anatomique a fait défaut, de sorte que nous ignorons si, comme le pense Mlle Edwards (2), il existe dans tous ces cas une lésion du bulbe.

4. — DIABÉTIQUES APPARTENANT AUX FORMES INDÉTERMINÉES

Nous arrivons enfin à notre quatrième catégorie de cas, véritable *caput mortuum*, où l'on trouve les lésions les plus diverses.

Le plus souvent, ce sont encore des altérations du pancréas, les unes d'une valeur indiscutable et qui sont parfois aussi accentuées que dans les cas où le diabète a revêtu la forme du diabète *maigre* — ou bien ce sont des lésions qui pourraient être considérées comme insignifiantes. — On peut aussi, dans certains cas, trouver des lésions nerveuses, qui n'avaient pas donné naissance à des symptômes nerveux bien précis et dont l'importance diabétogène est douteuse. Parmi les lésions les plus importantes, je signalerai celles du nerf vague (3) et celles du sympa-

(1) Kalmus, *Zeitschr. für kl. Medicin*, 1896, tome XXX, p. 259.
(2) Mlle Edwards, *Revue de médecine*, 1886, p. 703.
(3) Voici l'indication bibliographique des principaux cas : Harley cité par W. Roberts (Renal and urinary Diseases

thique, la physiologie expérimentale nous ayant appris que les excitations du vague et que les lésions du sympathique, au moins dans certains points de son trajet, peuvent déterminer une glycosurie.

Quant au sympathique, sans remonter aux cas anciens de Duncan (1818) et de Percy (1842), nous trouvons quelques renseignements dans une communication de Klebs et Munck (1) et dans le mémoire de Lubimoff (2) qui a observé une sclérose des cellules des ganglions cœliaques avec pigmentation. Malgré la compétence de l'auteur, l'importance des lésions constatées peut être discutée.

Windle (3) aurait observé des lésions du sympathique 9 fois sur 17 cas de diabète et Hale White des lésions des ganglions semi-lunaires dans 4 cas (4). Cavazzani (5) a trouvé une sclérose atrophique des ganglions du plexus cœliaque chez une femme de 20 ans, rendant par jour 4 litres d'urine et 20 à 30 grammes de sucre par litre. Une atrophie du plexus cœliaque a également été notée par Heva (6) dans le premier de ses cas d'atrophie du pancréas. La symptomato-

London 1885, p. 279). — Frerichs. Ueber d. Diabetes, p. 91. — Lubimoff, *Virchow's Archiv*, 1874, tome LXI, p. 192. — Newmann, Trois cas (cité par Cyr). — Thiroloix, *Thèse de Paris* — Hensch, *Gazette hebd.*, 1875.

(1) Klebs et Munck, *Naturforscherversammlung in Innsbruck*, 1869.

(2) Lubimoff, *Virchow's Archiv*, 1874 tome LXI, p. 100, 102.

(3) Windle, The morbid anatomy of diabetes mellitus (*Dublin med. journal*, 1883, tome XXVI, p. 112).

(4) Hale White, *Pathol. Transactions*, tome XXVI.

(5) Cavazzani, *Centralblatt für allgemeine Pathol. und path Anatomie*, 1893, p. 504.

(6) Heva, *Deutsches Archiv für klinische Medicin*, 1891 tome XLI, p. 151.

logie et la marche de la maladie ne rappelaient pas le diabète maigre. Thiroloix, dans quelques cas de diabète grave, a observé, au contraire, une hypertrophie des ganglions semi-lunaires.

Assez souvent le foie n'est pas sain. Dans un certain nombre de cas, il est augmenté de volume, mais bien moins que l'examen clinique ne l'avait montré (à cause de la décongestion de l'organe post-mortem). D'autres fois le volume est normal, l'examen histologique, sauf de l'infiltration graisseuse des cellules n'a, jusqu'ici, rien décelé de spécial (1).

Dans quelques cas, on a trouvé à l'autopsie une cirrhose (2) plus ou moins semblable à la cirrhose type de Laënnec (3). J'en ai observé trois cas :

Le premier de ces malades rendait 2 et 3 litres d'urine renfermant 40 à 50 grammes de sucre par litre ; chez le second, après une période où la quantité de sucre avait été fort élevée, le sucre est tombé à 0; le malade est mort cachectique; le troisième est entré à l'hôpital pour une gangrène du pied, avec 3 litres d'urine et 40 grammes de sucre par litre: l'amputation a réduit sensiblement le sucre; l'antipyrine l'a fait disparaître. D'autres cas de diabète, avec cirrhose du

(1) On sait que l'examen des cellules hépatiques retirées au moyen d'un fin trocart, plongé dans le foie pendant la vie, a révélé à Ehrlich tantôt beaucoup, tantôt peu de glycogène (Frerichs, Ueber d. Diabetes, p. 272 et Traité du diabète; Paris, 1885. — Krawkow (*Centralblatt für med. Wissensch.*, 1892, p. 738) a trouvé dans les organes de diabétiques *sauf dans le foie*, beaucoup de glycogène dont la formation est probablement le résultat de l'hyperglycémie.

(2) Il n'est pas question ici de la *cirrhose pigmentaire*, complication spéciale du diabète. — Voir à ce sujet, Ausschütz, *Deutsches Archiv f. kl. Med.*, 1899, tome LXII, p. 411.

(3) Cl. Bernard en rapporte un cas dû à Trastour : *Leçons sur le diabète*, p. 355.

foie, ont été publiés par Palma (1), par Pusinelli (2) et par Wille (3). Naunyn (4) remarque fort justement que, dans le cas de cirrhose, les malades cessent, en général, d'être diabétiques pendant la période cachectique finale; le cas de mon second malade justifie absolument cette proposition. En somme, dans la plupart des cas, sinon dans tous, la cirrhose *coexiste* avec le diabète, mais ne peut être considérée comme jouant un rôle pathogénique dans sa production.

La congestion du foie a été autrefois accusée de produire le diabète; mais cette assertion reposait plutôt sur des idées théoriques que sur des faits. La congestion hépatique des maladies du cœur n'est à peu près jamais accompagnée de glycosurie; celle de l'alcool n'est pas une congestion simple, mais s'accompagne d'une irritation des cellules; quant à la congestion qui peut coexister avec l'ictère, elle passe pour diminuer une glycosurie, loin de la provoquer (5).

Il en est de même de l'état du foie pendant un accès de colique hépatique (6).

(1) PALMA, *Berliner kl. Woch.*, 1893, p. 815.
(2) PUSINELLI, *id.* 1896, p. 739.
(3) WILLE, *Mittheil. aus der Hamburg. Staatskrankenanstalt*, vol. I, fasc. 3.
(4) NAUNYN, *loc. cit.*, p. 45.
(5) Voir WILLIAM LEGG, *Archiv f. exp. Pathologie*, 1874, tome II, et WITTICH, *Centralblatt f.d. m. Wissens.*, 1875, p. 291. Toutefois REUSZ (*Archiv f. exper. Pathologie*, 1898, tome XLI, p. 19) n'a pas trouvé une diminution nette du glycogène dans le foie de lapins dont le cholédoque avait été préalablement lié, et la piqûre du plancher du quatrième ventricule, chez ces animaux, pourrait être suivie de glycosurie (contrairement aux faits autrefois publiés par W. Legg).
(6) GILBERT et WEIL, *Société médicale des hôpit. de Paris*, 22 juillet 1898) ont vu chez deux diabétiques la gylcosurie diminuer pendant la colique hépatique; ils expliquent le fait par une action inhibitrice; LEGENDRE (*id.*), l'attribue au défaut d'alimentation du malade.

Cependant Exner (1) prétend qu'un léger degré de glycosurie est la règle dans la cholélithiase : sur 40 cas il n'aurait vu qu'une exception. Cette assertion s'écarte singulièrement des données classiques; Naunyn (2), sur 250 cas de coliques hépatiques, n'a jamais observé la glycosurie; Zinn (3), chez 89 malades, n'a jamais rencontré que deux cas; Kausch (4), sur 85 cas de cholélithiase, n'en a trouvé qu'un seul. Je n'insiste pas davantage, cette question n'ayant, en somme, rien à voir avec le diabète.

Pour dire d'ailleurs toute ma pensée, et au risque de contredire une opinion assez répandue depuis Cl. Bernard, j'estime que les lésions ou troubles fonctionnels du foie ne peuvent que difficilement engendrer le diabète (5).

En effet, l'élément fondamental de cette maladie n'est autre que le défaut de consommation du sucre (6). Or, dans l'état actuel de nos connaissances physiologiques, on ne peut comprendre comment ce défaut de consommation du sucre pourrait être causé par un trouble de la fonc-

(1) Exner, *Deutsche med. Wochenschrift*, 1898, nº 31, 91. Voir aussi *id.* 1899, p. 173 et Czerny *id. id.*

(2) Naunyn, Diabetes mellitus, p. 39.

(3) Zinn, *Centralblatt für innere Medicin*, 1898, nº 38.

(4) Kausch, *Deutsche med. Wochenschr.*, 1899, nº 7, p. 105.

(5) C'est également la conclusion d'un récent article de Strauss: Leber und Glycosurie (*Berliner kl. Woch.*, 1898, nº. 51, p. 120.)

(6) Je dis *fondamental* et non *exclusif*. En effet, j'ai toujours admis, depuis 1890 (voir la Pathogénie du diabète (*Revue scientifique*, 1891, 1er semestre, p. 270), qu'on peut observer dans le diabète en *augmentation* de la production du sucre (secondaire ou non), outre le défaut de consommation du glucose, *élément primordial* sur lequel insistent depuis longtemps le professeur Bouchard (voir *Semaine méd.* 1898, p. 201) et un grand nombre de pathologistes. On sait que, depuis plusieurs années, M. Kaufmann s'est rangé à cette conception de la pathogénie du diabète.

tion hépatique (1), car celle-ci ne peut agir que sur la glycogénie.

Je sais bien qu'on a supposé (Cantani) qu'une glycogénie vicieuse peut aboutir à la formation d'un sucre particulier inapte à être utilisé. Assurément cette hypothèse n'est pas absurde. Mais elle n'a pas de base : aucun fait physiologique ne nous autorise, pour le moment, à admettre qu'un trouble du foie puisse avoir pour conséquence la formation d'un sucre réfractaire.

5. — PATHOGÉNIE DU DIABÈTE

Je ne puis ici, faute de place, exposer complètement, encore moins discuter la pathogénie du diabète. Je me bornerai donc à dire en quelques mots comment on peut la concevoir.

I. — *La diminution du pouvoir glycolytique des tissus*, élément primordial du diabète, ainsi que le soutient depuis trente ans le professeur Bouchard, me paraît dépendre :

1° Chez les arthritiques, d'un défaut originel d'activité du protoplasma ;

2° Dans le cas de diabète nerveux, d'une excitation ou du défaut du frein normal de la glycolyse;

3° Chez les sujets présentant des lésions du pancréas et peut-être chez d'autres, d'une insuffisance de la sécrétion interne ou de l'activité propre (2) de cet organe.

Depuis que Mering et Minkowski ont attri-

(1) La glycolyse dans le foie est plus faible que dans les autres organes. Voir Benedix, *Zeitschrift für diæt. u. phys. Therapie*, tome II, p. 220.

(2) Je crois, en effet, que le tissu du pancréas agit par lui-même, indépendamment de la sécrétion interne, peut-être en détruisant des substances empêchant la glycolyse dans les tissus. (Voir ma communication à la *Société de Biologie*, 20 mai 1899.)

bué le diabète pancréatique à la suppression d'une « fonction ignorée » du pancréas, je me suis efforcé de rechercher en quoi consiste cette fonction; et, dès 1889, j'ai soutenu que le pancréas exerce une influence *glycolytique ;* Chauveau et Kaufmann ont affirmé la thèse opposée, à savoir que la glycolyse n'est pas diminuée chez les diabétiques et que le diabète est dû exclusivement à une augmentation de la production du glucose. Quant à celle-ci, ils l'attribuent au défaut de la fonction modératrice qu'exerce sur la glycogénie hépatique la sécrétion interne du pancréas. Je n'ai jamais contesté cette influence modératrice que Martz et moi avons constatée dans nos expériences de circulation artificielle dans le foie ; mais j'ai toujours soutenu la réalité de l'influence glycolytique du pancréas (1) et, depuis quelque temps, je l'ai précisée en disant que la sécrétion interne du pancréas ne produit vraisemblablement pas *directement*, mais *favorise* la glycolyse des tissus.

On peut démontrer *in vitro*, notamment avec les cellules de la levure de bière (2) que l'action favorisante du pancréas sur la glycolyse est due aux produits de la digestion tryptique des matières protéiques. La prétendue fonction nouvelle de v. Mering et Minkowski me paraît donc consister simplement dans les propriétés de tissu du pancréas (3).

(1) Lépine, *Revue scientifique*, 1891 1er semestre, page 270, et *Revue de médecine* 1894, page 876.

(2) Lépine et Martz. *Comptes rendus*, 10 avril 1899.

(3) Lépine. Sur la nature de la sécrétion interne du pancréas. *Lyon médical*, 18 avril 1899. — Il se pourrait, à la rigueur, que ces produits de digestion tryptique fussent élaborés, non seulement dans le pancréas lui-même, mais aussi dans l'intimité des tissus, par la trypsine pancréatique répandue, comme on sait, dans le sang. C'est là une question de détail.

II. — Outre la diminution de la glycolyse, il existe, chez certains diabétiques, une augmentation réelle de la production de sucre. Je suis porté à la considérer, le plus souvent, comme secondaire, par suite d'une réaction aveugle de l'organisme. J'ai énoncé cette idée dès 1891, et j'essayais alors de la faire comprendre par la comparaison suivante (1) :

Supposons un homme se trouvant dans une chambre dont le poêle ne *tire* pas. S'il est inintelligent, il pourra le bourrer encore de charbon. De même, dans le diabète, où le glucose n'est pas consommé suffisamment dans les tissus, les centres nerveux répondent au besoin de l'organisme de garder sa température, par une excitation du foie, qui exagère la formation du glucose. Dans son savant article sur le diabète pancréatique, le professeur Hédon accepte cette idée et le professeur Minkowski a soutenu une opinion semblable (2).

III. — PRINCIPES GÉNÉRAUX DU TRAITEMENT DU DIABÈTE SUCRÉ

Le diabète gras diffère beaucoup du diabète maigre. Aussi le traitement de ces deux formes de diabète est-il foncièrement différent : d'une manière générale, on peut dire qu'il faut restreindre l'alimentation chez les diabétiques gras et alimenter, autant que possible, les diabéti-

(1) Lépine. *Revue scientifique* 1891, 1er semestre, 28 février, page 274.

(2) Hedon. Diabète pancréatique. *Travaux de physiologie*. Paris, 1898, page 148.

ques maigres. L'opposition à cet égard est complète entre ces deux formes. De plus les cas particuliers, ressortissant à une même forme, différant beaucoup les uns des autres, ne peuvent être traités de même. — Il y a cependant une indication essentielle qu'il faut toujours remplir, (sauf exception dans le cas d'acétonémie grave) c'est celle qui consiste à combattre l'hyperglycémie.

Pour remplir cette indication générale, nous avons à notre disposition trois moyens :

1° Diminuer, par un régime alimentaire bien réglé, l'apport des hydrates de carbone;

2° Favoriser l'accroissement de l'énergie glycolytique *si restreinte* chez les diabétiques, par l'exercice musculaire et par certains agents médicamenteux;

3° Modérer la formation du sucre dans l'organisme.

1. — RÉGIME

Régime animal. — On sait depuis Rollo, et surtout depuis Bouchardat, qu'il est nécessaire, dans le régime des diabétiques, de restreindre beaucoup la part des hydrates de carbone. Mais on sait moins qu'il est souvent dangereux d'accroître la part des albuminoïdes plus qu'il n'est strictement nécessaire : Prout, en 1820, était déjà d'avis que, chez les diabétiques, la *quantité* des aliments est autant à surveiller que la *qualité*. Bouchardat a été plus explicite: « Partant, dit-il, du résultat des observations des vingt dernières années de ma pratique, j'en suis arrivé à conseiller, comme une chose de la plus grande importance, la modération dans la quantité de viande, d'œufs, poissons, fromages ou d'autres aliments azotés (1). » On ne saurait trop insister sur cette prescription si sage et si peu observée en général. Beaucoup de diabétiques sont convaincus qu'ils ne mangent jamais assez de viande, et cependant des faits précis ont depuis longtemps prouvé la justesse des observations de Bouchardat.

Chez un diabétique grave, âgé de vingt-sept ans, Külz (2) a fait l'expérience suivante : il l'a nourri pendant plusieurs jours exclusivement de bouillon et de caséine. Voici les résultats :

	par 24 heures.	
Mars.	Caséine en gr.	Sucre en gr.
1	200	79
2	240	70
3	300	87
4	500	137

Quinze jours plus tard, la même expérience a été recommencée :

Mars.	Caséine	Sucre en 24 h.
19	200	66
20	240	66
21	300	96
22	500	127
23	240	86

On voit par cette double série que l'augmentation de l'excrétion du sucre a été en rapport avec celle de la caséine. On remarquera toute-

(1) BOUCHARDAT, De la Glycosurie ou Diabète sucré. Paris, 1883. 2e éd., p. 200.

(2) KÜLZ (E.), Kann in der schweren Form des Diabetes die Zuckerausfuhr durch vermehrte Zufuhr von Albuminatem gesteigert werden ? (*Arch. f. experiment. Pathologie u. Pharmakologie*, 1876, tome VI, p. 140.)

fois que, le 23, le malade a éliminé 86 grammes de sucre, bien qu'il ait absorbé la même quantité de caséine que le 20, où il a rendu seulement 66 grammes, Külz explique cette irrégularité, en disant que l'excès de sucre du 23 a pour cause un reliquat de la veille, où le malade avait absorbé 500 grammes de caséine.

La même expérience a été faite par von Mering (1). Un diabétique depuis onze jours au régime de la viande est mis à la diète. Pendant vingt-quatre heures, il rend 1,360 c.c. d'urine renfermant 34 grammes de sucre. Le jour suivant, il reçoit 300 grammes de caséine; il excrète 2,500 c.c. d'urine contenant 61 grammes de sucre, c'est-à-dire que, pour 100 grammes de caséine, il a rendu, en plus, environ 10 grammes de sucre.

Le professeur Naunyn (2), se fondant sur plusieurs cas qu'il a observés, dit explicitement que la quantité de viande ingérée par un diabétique n'est pas sans influence sur la glycosurie. En tolérant chez lui un excès d'alimentation protéique, on fait d'ailleurs plus que d'augmenter son hyperglycémie : on le met, en effet, sur la voie de la dyscrasie toxique (dite acétonémique), qui aboutit, comme on sait, à la mort.

2° Graisses. — Il faut recommander la graisse dans le régime des diabétiques, en quantité aussi abondante que le permet l'état des voies digestives. Elle a, pour eux, de grands avantages, puisque, à poids égal, elle dégage environ un tiers de calories de plus que la viande et

(1) Von Mering, Untersuchungen über Diabetes. (*Zeitschr. f. prakt. Med.*, 1876, p. 433.)
(2) Naunyn, Der Diabetes mellitus. Vienne, 1898, p. 137.

que les hydrates de carbone; elle met, de plus, obstacle à la désassimilation des matériaux albuminoïdes; enfin d'après les observations concordantes de Cantani, d'Ebstein, de von Mering, de Weintraud, etc., elle n'augmente pas chez le diabétique la glycosurie (1).

Voilà de quoi justifier le précepte de faire ingérer aux diabétiques autant de graisse qu'ils peuvent en digérer.

J'ai cependant observé un fait de nature à m'empêcher d'y souscrire sans réserve : chez une femme diabétique, que je tenais en observation depuis plusieurs semaines, l'ingestion d'un demi-litre environ de crème fraîche fut suivie d'une augmentation du sucre urinaire *bien supérieure* aux 20 grammes d'hydrates de carbone que renferment 500 grammes de crème. On sait que, d'après Seegen, Chauveau, Bunge, von Noorden, etc., la graisse peut passer à l'état de sucre et que plus récemment Rumpf (2), et Weiss (3), ont soutenu la même opinion.

3° Féculents, fruits, sucres. — La suppression des hydrates de carbone chez les diabétiques n'est guère possible que pendant un laps de temps très court, à titre de régime d'épreuve. Encore n'est-elle jamais complète (sauf dans les expériences comme celles que j'ai rapportées plus haut, où on donne au malade une matière albuminoïde spécialement préparée, de la caséine,

(1) Chez le chien rendu diabétique par la phlorizine, la graisse, d'après Contejean, pourrait se transformer en sucre. (*Société de Biologie*, 1896, p. 344.) Mais ce fait est contesté par Kumagawa et Miura (*Archiv für Physiologie*, 1898, p. 431).

(2) Rumpf, *Ærztliches Verein zu Hamburg*, 15 novembre 1898.

(3) Weiss, *Zeitschrift für phys. Chemie*, 1898, t. XXIV, p. 542.

par exemple), attendu que les viandes et beaucoup de substances grasses (1), les légumes verts, etc., renferment des hydrates de carbone. Elle est d'ailleurs tout à fait inutile dans le plus grand nombre des cas; car, à l'exception des plus gravement atteints, tous les diabétiques ont conservé la faculté d'utiliser une certaine quantité d'hydrates de carbone. Enfin, la suppression à peu près complète des hydrates de carbone ne peut être conseillée que pendant un temps limité, et en surveillant attentivement le malade; autrement on risque de l'exposer au développement d'une acétonémie.

La restriction de ces substances, ainsi que le remarque le professeur Naunyn, a non seulement l'avantage de diminuer *pendant que le sujet y est soumis*, la quantité de sucre de l'organisme, mais encore celui de lui assurer ultérieurement, au moins dans la plupart des cas, une grande tolérance pour ces mêmes substances. Le repos relatif de la fonction fait récupérer à l'organisme une partie de son énergie glycolytique.

C'est surtout sous forme de pain que, dans notre pays, se fait l'apport des hydrates de carbone. Je pourrais remplir des pages si je voulais énumérer tous les genres de pains qui ont été proposés pour remplacer le pain ordinaire. Le premier en date est le pain de gluten; un des derniers, je crois, le pain d'aleurone qu'a préconisé le professeur Ebstein, en raison de sa richesse en albumine végétale. Malgré cet

(1) Le beurre renferme 8,5 % d'hydrates de carbone. Le cacao en contient de 12 à 49 % ! On voit à quelles erreurs on s'expose en donnant toute espèce de cacao à un diabétique.

avantage, ce pain n'est que peu usité en Allemagne et il est resté presque inconnu en France. Je n'ai jamais eu l'occasion de l'expérimenter.

Je me contente presque toujours de donner du pain ordinaire; toutefois, j'en limite rigoureusement la quantité journalière d'après l'aptitude glycolytique du malade. Contrairement aux prescriptions de la plupart des médecins, mais d'accord avec Esbach, je recommande la mie, et non la croûte, parce que celle-là, sous le même volume, renferme beaucoup moins de féculents et que les malades sont bien moins portés à dépasser la dose permise, la mie n'étant généralement pas appétissante. Enfin, leurs gencives s'en trouvent mieux.

Il y a encore la question des pommes de terre. Avec le professeur Mossé (1), je pense qu'il est bien facile de la résoudre, suivant les cas, en se rappelant que 100 grammes de pommes de terre renferment de 16 à 22 % d'amidon; en d'autres termes, qu'elles fournissent à l'économie autant de sucre que 60 ou 70 grammes de pain.

Les fruits sont, en bloc, proscrits par un certain nombre d'autorités médicales; je crois que c'est à tort, car cette privation est pénible pour beaucoup de malades et, en poids, la plupart des fruits (2) ne contiennent guère plus d'hydrates de carbone que les légumes *permis* aux diabétiques. Cette proposition pourrait paraître subversive; mais si l'on se reporte aux tableaux les

(1) Mossé, *Association française pour l'avancement et sciences*. Congrès de Nantes 1898.

(2) Il faut naturellement excepter les raisins, les cerises et quelques autres fruits très sucrés.

plus recommandables sur la composition des aliments, on verra qu'elle est rigoureusement exacte. Ainsi l'orange, qui semble tout d'abord un fruit très sucré, ne renferme que peu d'hydrates de carbone. Ce fait a été confirmé récemment par les analyses de F. Kraus (1).

« A poids égal, dit Kraus, les fruits renferment de six à douze fois moins d'hydrates de carbone que le pain blanc. Les oranges (non complètement mûres) sont même bien plus pauvres, elles n'en renferment que 2,5 à 3 %. Il faut donc 240 grammes environ d'oranges *pelées* pour faire l'équivalent de la quantité d'hydrates de carbones que contiennent 10 grammes de pain blanc. »

L'abricot, quant aux hydrates de carbone, a une composition analogue; la pêche est même un peu plus pauvre, car elle peut n'en renfermer que 2 %. Ce fruit constitue donc une ressource précieuse pour les diabétiques. En en mangeant de 100 à 200 grammes, ils n'ingèrent qu'une quantité de sucre presque négligeable (2).

Il faut aussi tenir compte du fait que le lévulose entre pour une part importante dans la totalité du sucre des fruits. Or, le lévulose est moins incomplètement assimilé par les diabétiques que le glucose.

(1) Kraus (F.), Untersuchungen über die Chemie der Diabetes-Küche. *Zeitschr. f. diätet. und physik. Therapie*, 1898, tome I, p. 69.

(2) Kraus, sur les indications de von Noorden, recommande aux diabétiques les fruits cuits, en prenant la précaution de jeter l'eau dans laquelle ils ont bouilli. Par ce procédé, on arrive à débarrasser les fruits d'un bon tiers de leur sucre et même davantage. Seulement ces fruits sont peu agréables au goût, car il leur manque la saveur sucrée. Kraus conseille de les sucrer avec de la saccharine (voir plus loin).

De Renzi et Reale (1) ont administré sans inconvénient de 25 à 100 grammes de lévulose à 8 diabétiques. Bohland (2) l'a donné à 2 glycosuriques ; chez le premier, 20, 30 grammes de lévulose augmentaient de la même quantité de sucre excrété, au moins certains jours, tandis que d'autres jours il y avait moins de sucre dans l'urine (on n'a pas recherché si ce sucre était du lévulose ou du glucose); chez le second, 20 à 40 grammes de lévulose n'augmentaient jamais la quantité de sucre excrété.

Je pourrais encore citer W. Hale White (3), von Leyden (4), etc., qui ont obtenu de bons effets de *petites* doses de lévulose; mais ces heureux résultats sont en somme des exceptions.

Haycraft (5) a donné journellement 55 grammes de lévulose, par périodes de trois jours, à trois diabétiques (soumis à un régime *dont les hydrates de carbone étaient, autant que possible, exclus*). Chez deux de ces malades, 19 % environ de lévulose ont été excrétés comme lévulose et 60 % comme glucose. Chez le troisième seulement, tout le lévulose parut avoir été assimilé.

Palma (6), chez cinq diabétiques, a vu que

(1) De Renzi et Reale, Le lévulose dans le diabète. (*Société italienne de méd. interne*, *Semaine médicale*, 1896, p. 444.)

(2) Bohland. Ueber den Einfluss der Lävulose auf die Traubenzuckerausscheidung bei Diabetes und über einige gegen denselben empfohlene Arzneimittel. (*Therap. Monats.*, août 1894.)

(3) Hale White (W.), On the effect of giving lävulose and inulin to patients suffering from diabetes mellitus. (*Guy's Hospital Reports*, 1893, p. 133.)

(4) Leyden, Bemerkungen über Diabetes mellitus. (*Deutsche Med.-Ztg.*, 5 et 8 juin 1893.)

(5) Haycraft, Lævulose bei Diabetikern ; ihre theilweise Umwandlung in Glukose. (*Zeitschrift für phys. Chemie*, 1894, tome XIX, p. 137.)

(6) Palma, Ueber die Verwertung der Lävulose und Maltose beim Diabetes mellitus. (*Zeitschr. f. Heilk.*, 1874, XV, p. 265).

l'administration de 100 grammes de lévulose amenait un excès de l'excrétion du sucre de 60 grammes, dont 7 grammes de lévulose ; 53 % de lévulose s'étaient donc transformés en glucose.

En résumé, le lévulose est, comme je le disais plus haut, moins mal assimilé par le diabétique que le glucose ; de petites doses ont pu être données sans inconvénient ; mais les résultats d'Haycraft, de Palma et d'autres que je pourrais citer, prouvent qu'on ne peut en faire un véritable aliment pour le diabétique.

4° Condiments a saveur sucrée. — Bien que la saccharine de Fahlberg ne jouisse pas en France d'une très bonne réputation, je crois, avec mon savant collègue le professeur Soulier (1), qu'on a quelque peu exagéré les inconvénients de son emploi. Il est très vrai qu'à forte dose elle entrave la saccharification de l'amidon (2), mais ce n'est pas, ce me semble, un motif pour en proscrire l'usage aux diabétiques. Ce qui est plus grave, c'est que, même à la dose de 0 gr. 10 centigr. par jour, ce qui n'est pas une très forte dose, elle peut amener, au bout d'un certain temps, de la dyspepsie, et quelquefois de la diarrhée ; mais on en est quitte pour suspendre son administration. A dose plus faible, elle n'a pas cet inconvénient et son action antifermentescible peut même,

(1) Soulier. Traité de thérapeutique et de pharmacologie, Paris, 1895, t. Ier, p. 172.

(2) Il y a deux espèces de saccharine Fahlberg, l'une insoluble, l'autre soluble (à l'état de sel de soude). Il résulte des expériences de digestion artificielle faites par Riegler (*Arch. für experim. Pathol. u. Pharmakol.*, 1895, tome XXXV, p. 306) que toutes deux ne produisent pas les mêmes effets. La première arrête davantage l'action amylolytique de la salive.

dit-on, présenter quelques avantages dans certains cas (1).

En somme, il ne faut pas la *recommander*, mais on peut la *tolérer* aux diabétiques qui *tiennent* à s'en servir. Ceux-ci ne constituent pas, je crois, la majorité, car la saveur de la saccharine est, en réalité, bien moins agréable que celle du sucre et on s'habitue parfaitement à l'absence de saveur sucrée des aliments.

La saccharine a trouvé une rivale dans la dulcine (2). Mais l'innocuité de cette nouvelle substance ne paraît pas encore démontrée.

D'après Aldehoff (3) qui l'a expérimentée, chez le chien, à dose d'ailleurs *excessive* (0 gr. 3 par kilog.), elle pourrait amener la mort en quelques jours, par suite d'ictère. Par contre, en employant des doses raisonnables, Kossel (4), Kobert (5) et d'autres n'ont rien observé de semblable. Ewald l'a administrée sans inconvénient à des malades pendant plusieurs semaines, à la dose de 1 gr. 50 centigr. par jour.

La dulcine sucre moins que la saccharine : 0 gr. 025 milligr. n'ont pas plus de saveur que 5 grammes de sucre de canne.

5° ALIMENTS MIXTES ; LAIT. — Des aliments mixtes il est clair qu'il faut éliminer autant que possible

(1) Au dernier Congrès allemand de médecine interne (1898), Bornstein a annoncé l'avoir employée pour sucrer le lait des nourrissons. Cette pratique ne me paraît pas mériter d'être approuvée.

(2) Ou sucrol. Le nom chimique est paraphénétolcarbamine.

(3) ALDEHOFF, Zur Kenntniss des Dulcins. (*Therap. Monatsh.*, fév. 1894, p. 71.)

(4) KOSSEL, Ueber das Dulcin. (*Archiv für Physiol.*, 1893, p. 389.)

(5) KOBERT, Ueber Dulcin. (*Centr.Bl. f. inn. Med.*, 21 avril 1894, p. 353.)

ceux qui sont riches en hydrates de carbone. Ne pouvant les passer tous en revue, je me contenterai de parler du lait, le plus important d'ailleurs.

Bouchardat, Bourquelot et Troisier (1), Fr. Voit (2), Strauss (3), ont vu que le sucre urinaire augmente en rapport assez exact avec le sucre de lait ingéré (4). Aussi le lait a-t-il été généralement proscrit du régime des diabétiques. D'autre part, Külz (5) a rapporté l'histoire d'un diabétique qui, en trois jours, prit 500 grammes de lactose et n'élimina que des traces de sucre. Des faits de ce genre font comprendre que Donkin (6) ait vanté le lait. Mais on peut se demander pourquoi c'est le lait *privé de crème* qu'il recommande. Guillemonat, élève de Charrin (7), a repris, la question du lait chez les diabétiques : son premier malade a ingéré, pendant quatorze jours, 4 litres de lait par vingt-quatre heures (soit environ 160 grammes de lactose); durant cette période, il a éliminé *moins* de 15 grammes de sucre par jour, tandis qu'avant le régime lacté

(1) Bourquelot et Troisier, Assimilation du sucre de lait. *Comptes rendus de la Société de Biologie*, 1889, p. 149.)

(2) Voit (Fr.), Ueber das Verhalten des Milchzuckers beim Diabetiker. (*Zeitsch. f. Biologie*, 1891, p. 353.)

(3) Strauss, Ueber den Einfluss der verschiedenen Zuckerarten auf die Zuckerausscheidung beim Menschen. (*Berlin. klin. Wochenschr.*, 9 mai 1898, p. 420.)

(4) Il est à noter que dans les expériences précédentes, c'est du *glucose* seulement qui a été retrouvé dans l'urine. Le lactose s'est donc transformé en totalité dans l'organisme du diabétique.

(5) Külz, Beiträge zur Pathologie und Therapie des Diabetes mellitus. Marburg, 1874-75.

(6) Donkin, Diabetes mellitus successfully treated by skimmed milk. (*Brit. Med. Journ.*, 27 juin 1874, p. 838.)

(7) Charrin, Le régime lacté chez les diabétiques. (*Semaine médicale*, 1896, p. 236.)

il en excrétait, paraît-il, plus de 60. Chez une femme diabétique soumise à l'absorption de 2 à 3 litres de lait (environ 120 grammes de lactose) par vingt-quatre heures, le sucre urinaire a diminué et il y a eu augmentation du poids corporel. Le lait serait donc indiqué, au moins chez certains diabétiques.

Œttinger (1) arrive à la même conclusion et rappelle fort à propos la proposition de Bouchardat, *que chaque diabétique a son équation idiosyncrasique.*

Pour les malades qui n'assimilent pas le sucre de lait et chez lesquels le lait est d'ailleurs indiqué, notamment chez les diabétiques albuminuriques, on pourrait peut-être recourir aux laits privés artificiellement de sucre.

A cet effet, Wright a proposé le mode de préparation suivant : on ajoute au lait trois ou quatre parties d'eau acidulée avec de l'acide acétique ; on précipite ainsi la caséine et la graisse. On filtre sur du calicot ; on lave le précipité et on le redissout dans une solution salée renfermant en proportion convenable les sels du sérum du lait (2).

Ringer (3) emploie une méthode un peu plus compliquée. Williamson (4), à qui j'ai emprunté les citations précédentes, se contente de diluer de la crème dans de l'eau. La crème, à la vérité,

(1) Œttinger, Le régime lacté et les diabétiques. (*Semaine médicale*, 1897, p. 57.)

(2) Wright, Some points connected with the pathology and treatment of diabetes. (*Brit. Med. Journ.*, 11 avril 1891.)

(3) Ringer. On a preparation of milk for diabetic patients. (*Brit. Med. Journ.*, 7 et 14 déc. 1895.)

(4) Williamson, Diabetes mellitus and its treatment. Londres, 1898, p. 333 et 334).

renferme au moins 3,5 % de sucre de lait, sinon davantage ; mais comme on ajoute beaucoup d'eau, le lait artificiel ainsi fabriqué est bien moins sucré que le lait normal.

Le lait privé de sucre par la fermentation, le koumyss, ou plutôt le képhir peuvent, dans certains cas, être utilisés par les diabétiques, D'ailleurs, toute boisson *non sucrée* et *diurétique* — je réserve les boissons alcooliques dont il va être question dans le paragraphe suivant — leur est utile. J'ai insisté à diverses reprises sur le fait qu'il y a un élément *rénal* de la glycosurie (1) ; en d'autres termes, que celle-ci ne dépend pas exclusivement de l'hyperglycémie, mais, pour une part, de la perméabilité spéciale du rein. Toutes choses égales, plus le rein éliminera de sucre, moins il y aura d'hyperglycémie. La diurèse est un moyen de défense du diabétique.

6° Boissons alcooliques. — Parmi les boissons alcooliques, il en est que tout le monde s'accorde à interdire aux diabétiques. Telles sont les liqueurs sucrées, le champagne qui peut renfermer plus de 12 % de sucre, le vermouth qui peut en contenir 11 %, etc. La bière doit aussi être rangée dans la catégorie des boissons défendues, certaines bières surtout qui renferment 5 % environ d'hydrates de carbone (2). Le cidre est encore plus pernicieux. Après le cidre je rangerai certains vins blancs qui renferment,

(1) Lépine, Genèse des différentes formes de diabète sucré. (*Semaine médicale*, 1897, p. 277-279.)

(2) Et, peut-être, quelque autre substance, non isolée encore, favorisant la glycosurie. Voir à ce sujet la communication de Leo au dernier Congrès allemand de médecine interne. (*Semaine médicale*, 1898, p. 178.)

probablement, une substance (inconnue) favorisant le diabète (1). Il est bien probable qu'il y a aussi des vins rouges plus nuisibles que d'autres, non pas en raison du sucre qu'ils contiennent, mais à cause de la présence de principes inconnus. *Tous les vins*, d'ailleurs, sont dangereux pour la plupart des diabétiques, s'ils sont consommés en quantité exagérée.

L'alcool *pur*, étendu d'eau, est-il contre-indiqué à petite dose? Evidemment, non; chaque gramme d'alcool fournit 7 calories. *En quantité modérée*, il relève les forces, il peut parfois favoriser la digestion et d'ailleurs il n'augmente pas la glycosurie. Toutes les expériences précises sont concordantes à cet égard. Je suis donc porté à admettre que l'alcool pur, *étendu de beaucoup d'eau*, ou certains vins pris en quantité modérée, sont des boissons utiles aux diabétiques, à moins que l'état du foie ne constitue une contre-indication particulière. Il est clair que l'excitation des cellules hépatiques provoquée par une dose, même modérée d'alcool, pourra, dans certains cas, augmenter la glycosurie. C'est pourquoi il faut suivre de très près, chez le diabétique, l'action du vin, comme celle de tout aliment et de tout médicament, puisque chaque malade a son idiosyncrasie.

(1) L'enquête que j'ai provoquée cette année sur la fréquence du diabète dans les diverses régions de notre pays a fourni quelques résultats intéressants pour la région nantaise: d'après le Dr Leduc, les localités de cette région où la morbidité diabétique est très élevée correspondraient assez exactement aux centres de production (et de consommation) du vin blanc. (Voir *Semaine médicale*, 1898, Annexes, p. CLXV.)

2. — MOYENS HYGIÉNIQUES ET AGENTS MÉDICAMENTEUX

Le régime n'a d'autre effet que de restreindre l'apport du sucre. Les agents dont il va être question ont pour but d'exciter la glycolyse et de diminuer la formation du sucre dans l'organisme. Cette dernière indication ne doit pas être négligée, car nous avons à notre disposition un grand nombre de substances médicamenteuses qui entravent la glycogénie, tandis que nous ne possédons que peu de moyens efficaces pour activer la glycolyse. Malgré leur regrettable insuffisance, c'est par eux qu'il faut logiquement commencer notre exposé; puis nous indiquerons les agents modérateurs de la glycogénie. Enfin, nous étudierons les agents qui paraissent être à la fois excitateurs de la glycolyse et modérateurs de la formation du sucre.

I. **Excitants de la glycolyse**. — La glycolyse n'est pas simplement un processus d'oxydation, comme on l'a dit à tort. La preuve, c'est que les ferments oxydants (*oxydases*), que l'on a appris à connaître dans ces dernières années, ne parviennent pas, quand ils sont mis en contact avec le glucose, à attaquer sa molécule. Il faut *autre chose*. Mais, d'autre part, on ne peut oublier qu'un processus d'oxydation fait partie intégrante du processus glycolytique et que, par conséquent, les agents oxydants sont, dans une certaine mesure, des agents de glycolyse. Bien que les agents oxydants, auxquels nous pouvons soumettre un être vivant, soient, en somme, peu énergiques, il importe de savoir les utiliser.

1° Agents oxydants. — Les simples inhalations

d'oxygène n'ont guère d'influence sur le diabète. Ce n'est que dans des cas exceptionnels qu'on croit en avoir retiré quelque avantage (1).

L'air comprimé a aussi été employé; il est plus simple et plus efficace d'avoir recours aux agents médicamenteux qu'on a appelés des *convoyeurs* d'oxygène.

Les meilleurs de ces agents paraissent être les sels de manganèse. Le protoxyde de ce métal en absorbant de l'oxygène se transforme en bioxyde, lequel, cédant facilement une partie de son oxygène, passe à l'état de protoxyde et ainsi de suite (2).

J'ai souvent administré avec succès à des diabétiques gras du permanganate de potasse. Je fais préparer une solution à 5 %, et le malade en consomme plusieurs cuillerées par jour, mélangées au vin. Mais, comme le permanganate n'agit vraisemblablement qu'en se transformant en oxyde de manganèse, il est plus simple d'administrer le bioxyde, qui peut être impunément donné à doses assez fortes.

2° Alcalins. — Les alcalins sont employés en chimie pour favoriser les oxydations. L'expé-

(1) Arcoli et Zeri ont rapporté le fait d'un homme de 60 ans qui respira quotidiennement, pendant plus de trois mois 180 litres d'oxygène. De 25 grammes par litre, le sucre tomba à 10 grammes, en même temps que diminuait la quantité d'urine; mais, comme on n'avait employé, avant l'oxygène, que l'iodoforme et l'acide lactique, qui ne sont pas des agents antidiabétiques de premier ordre, le cas me semble pour ce motif beaucoup moins probant qu'il ne le paraît au premier abord. (Su metodi speciali di cura e particolarmente sull' ossigeno nella uricemia e nel diabete. (*Policlinico*, 1895, p. 337.)

(2) On sait que le professeur Binz a, depuis longtemps, proposé d'interpréter de même l'action de l'acide arsénieux par un passage à l'état d'acide arsénique, puis d'acide arsénieux, etc. Mais cette interprétation ne paraît pas encore généralement acceptée.

rience clinique a montré leur utilité chez les diabétiques (1). Il semble que les eaux alcalines naturelles n'agissent guère chez les diabétiques que par leurs bicarbonates. Toutefois, pour que les alcalins agissent comme adjuvants des oxydations, il faut qu'ils soient administrés à dose faible, ou tout au moins *modérée;* autrement, leur action est complexe ; ils entravent aussi la glycogénie, comme nous le verrons plus loin.

Comment les bicarbonates alcalins favorisent-ils les oxydations dans l'économie ? La question mériterait d'être étudiée de près par les chimistes (2).

Dans certains cas, les alcalins augmentent la glycosurie. On peut expliquer le fait en admettant que, dans ce cas, leur action oxydante est compensée, et au delà, par une autre action, probablement une augmentation de la désassimilation.

3° LEVURE DE BIÈRE. — On croit que la levure de

(1) Pour l'historique de la médication alcaline, voir : BROUARDEL. Etude critique des diverses médications du diabète sucré (*Thèse d'agrégation, Paris*, 1869) qui nous fournit l'intéressant et fidèle exposé de l'état de la science il y a trente ans.

(2) Le Dr Martz, chef des travaux de mon laboratoire, émet l'hypothèse suivante : « Les carbonates alcalins, en fixant de l'oxygène, se transformeraient soit en percarbonate alcalin, soit en carbonate de peroxyde. L'une ou l'autre de ces transformations est possible. En effet, Constans et von Hausen ont obtenu, en électrolysant des solutions de carbonates alcalins, des corps dont la constitution a été déterminée, et qui semblent résulter de la combinaison d'un carbonate alcalin avec un percarbonate alcalin : ils sont improprement appelés percarbonates : ce sont des oxydants énergiques. Quant à la formation d'un carbonate de peroxyde, on sait depuis longtemps que beaucoup d'oxydes sont susceptibles de donner des peroxydes qui sont des oxydants énergiques.

Que ce soit un percarbonate alcalin ou un carbonate de peroxyde qui se forme, l'un et l'autre de ces corps doit être rangé dans la classe des peroxydes de Bach, car tous deux cèdent facilement leur oxygène et oxydent par conséquent les matières organiques. »

bière détruit la molécule de glucose à l'aide d'un ferment soluble qu'avaient cherché vainement Berthelot, Cl. Bernard et Pasteur, et que Buchner dit exister dans le suc de levure obtenu par une forte pression, au moyen de la presse hydraulique. Il n'est pas absolument certain que la levure ingérée et soumise à l'action des sucs digestifs agisse chez le diabétique au moyen de ce ferment. Quoi qu'il en soit, chez quelques diabétiques, la levure a semblé utile. Cassaët (1) l'a donnée à des glycosuriques à la dose quotidienne de 50 grammes. Combemale dit en avoir obtenu de bons résultats, mais l'ingestion de levure éprouve les fonctions digestives. J'ai récemment essayé l'action du suc de levure qui est mieux supporté, mais qui paraît fort peu actif.

4° Substances favorisant la glycolyse. — On a vu plus haut (p. 26) que les produits de la digestion tryptique des matières albuminoïdes favorisent l'activité des cellules de levure, et, selon toute vraisemblance, la glycolyse dans les tissus. Aussi l'action de ces produits, en lavements et en injections sous-cutanées chez les diabétiques mérite-t-elle d'être étudiée. Mais d'après le peu que j'ai vu jusqu'à présent je ne puis me prononcer sur l'avenir de cette méthode. Quant à l'opothérapie pancréatique, j'en renvoie l'examen à la troisième partie, parce que l'action du tissu pancréatique est complexe.

5° Exercice musculaire. — Au premier rang des excitants de la glycolyse, il faut placer l'exercice musculaire, recommandé par Trousseau et surtout par Bouchardat qui en faisaient avec raison un élé-

(1) Cassaët, Traitement du diabète sucré par la levure de bière. (*Semaine médicale*, 1895, p. 376.)

ment essentiel de la cure du diabète (1). Je n'ignore point que l'exercice musculaire n'est pas applicable aux diabétiques à la période de dénutrition; mais, en dehors des glycosuriques déjà affaiblis, il en est qui sont aptes à profiter sérieusemeut de l'exercice musculaire *modéré*. J'insiste sur cette épithète, car, *en aucun cas*, l'exercice musculaire ne doit être poussé jusqu'à la fatigue, non seulement parce qu'elle peut faire courir les plus graves dangers à un diabétique, si celui-ci est acétonémique, mais aussi parce qu'elle paraît susceptible d'augmenter l'hyperglycémie. Külz avait déjà signalé la possibilité de ce fait qui ne saurait surprendre, puisque la fatigue musculaire augmente la dénutrition protéique et diminue l'excrétion urinaire, double cause d'hyperglycémie. Poussé à l'extrême, l'exercice musculaire agit par conséquent dans le même sens que le surmenage intellectuel et les soucis, etc., causes si efficaces du diabète.

6° Électricité. — On a traité des diabétiques par les courants continus (2), par l'électricité statique (3) et, plus récemment, par les courants de haute fréquence (4), qui, au point de vue de leur

(1) Mering et Finkler (*Congress für innere Med*, tome V. Wiesbaden 1886) en sont aussi partisans. Plus récemment Albu (*Berl. kl. Woch* 1899, n° 11 et 12), a préconisé la bicyclette.

(2) Cavallo (P.) (*Puglia med.*, janv. 1894) a soigné pendant deux mois et demi une malade de 52 ans, qui rendait journellement 5 litres d'urine, renfermant par litre 40 grammes de sucre et 0 gr. 75 centigrammes d'albumine. Au bout de ce laps de temps, le sucre et l'albumine avaient disparu et la quantité d'urine était normale, bien que le régime ne fût pas rigoureux. Antérieurement, la malade avait été soumise, sans succès, à la cure de Cantani. Mais il faut noter que l'auteur a prescrit aussi l'exercice musculaire.

(3) Massy (A.) (*Journ. de méd. de Bordeaux*, 16 oct. 1892 et 27 mars 1898) a rapporté trois cas d'*amélioration*.

(4) D'Arsonval et Charrin, Les courants de haute fréquence.

action physiologique, présentent une grande analogie avec l'électricité statique. Des résultats assez satisfaisants ont été obtenus. Toutefois, il faut bien savoir que l'action désassimilatrice provoquée par l'électricité peut, dans certains cas, être défavorable. Le professeur de Renzi (1), chez des diabétiques virtuels, dont le sucre avait disparu de l'urine, l'a vu réapparaître à la suite de l'emploi de courants de haute fréquence.

7° Opothérapie thyroïdienne. — Branthomme (2) a obtenu un succès. Mais, à ma connaissance, ce cas est jusqu'à présent unique, et, chez un grand nombre d'autres diabétiques, les résultats de l'opothérapie thyroïdienne ont été, au contraire, déplorables (3). Il y a donc des actions désassimilatrices très défavorables aux diabétiques : telles sont celles que provoquent les courants de haute fréquence *dans certains cas*, et l'opothérapie thyroïdienne *presque toujours*.

II. Modérateurs de la glycogénie. — 2° Médicaments dits antipyrétiques. — L'antipyrine paraît avoir été introduite dans la thérapeutique du diabète par Gönner (4), puis employée

et leurs effets sur l'organisme malade. (*Semaine médicale*, 1896, p. 268.)

(1) De Renzi et Reale, Ricerche sul ricambio della nucleina. (*Rivista clinica e terap.*, juillet 1897, p. 339.)

(2) Branthomme, *Revue de médecine* 1897, p. 995. — Voir mon article sur l'opothérapie thyroïdienne. (*Semaine médicale*, 1897, p. 469.)

(3) Voir : A. Schmoll, Experimentelle Beitræge zur Therapie des Diabetes. (*Thèse de Bâle*, 1896.) — Fontana et Grasselli, Azione della tiroidina sul ricambio organico di un diabetico. (*Gazz. med. di Torino*, 1897, p. 641.) — Mawin, Ueber die Glykosurie erzeugende Wirkung der Thyreoidea. (*Berlin. klin. Wochensch.*, 27 déc. 1897.) — Grawitz, *Forschritte der Medicin*, 15 nov. 1897.

(4) Gönner, Antipyrin bei Diabetes. (*Corresp.-Bl. f. Schweiz. Aerzte*. 1er oct. 1887, p. 604.)

en France, à titre d'agent antidiabétique, par Dujardin-Beaumetz (1), Huchard (2), Gley et Germain Sée (3), Panas (4), A. Robin (5), etc. Grâce à l'autorité des médecins que je viens de citer, elle s'est imposée dans le traitement du diabète. Mais ses indications n'ont pas encore été nettement précisées. Le professeur Lemoine (de Lille) l'a recommandée dans le diabète gras; d'autres ont prétendu qu'il faut l'employer dans le diabète nerveux. Pour moi, je n'y ai jamais eu recours dans le diabète gras, attendu qu'en pareille occurrence les oxydants sont plus rationnels, et je l'ai vue réussir dans beaucoup de cas de diabète qui n'étaient rien moins que des diabètes nerveux.

Lorsque j'ai commencé à m'occuper du mode d'action de l'antipyrine dans le diabète, on ne connaissait sur la question que le fait suivant, découvert par le professeur Brouardel (avec la collaboration de Loye), à savoir : que l'addition à du sang *in vitro* d'une proportion d'antipyrine retarde la destruction du sucre de ce sang (6). Ce fait semblait, à vrai dire, paradoxal, puisque l'antipyrine est évidemment utile à certains diabétiques. C'est alors que j'ai démontré, avec Por-

(1) Dujardin-Beaumetz, Traitement de la polyurie diabétique par l'antipyrine. *Soc. de thérap.*, 28 mars 1888. (*Semaine médicale*, 1888, p. 131.)

(2) Huchard, De l'utilité de l'antipyrine dans le traitement du diabète, *Soc. de thérap.*, 11 avril. (*Semaine médicale*, 1888, p. 157.)

(3) Sée (G.) et Gley, Recherches sur le diabète expérimental. (*Acad. de méd.*, 1889, 14 janvier.)

(4) Panas, Action de l'antipyrine dans la glycosurie. (*Acad. de méd.*, 1889, 9 avril.)

(5) Robin (A.), *Semaine médicale*, 1889, p. 114.

(6) Brouardel et Loye, Sur l'action physiologique de l'antipyrine. (*Acad. de méd.*, 20 déc. 1887.)

teret, chef des travaux de mon laboratoire (1), que dans le cas où elle exerce une action antidiabétique, cette substance agit non pas en activant la destruction du sucre, mais *en empêchant sa formation.*

Nous avons pris deux lots de cobayes pour nous mettre à l'abri des variations individuelles; nous avons soumis ces animaux à l'inanition, afin d'éliminer l'influence perturbatrice du défaut d'appétit, produit par l'antipyrine, et nous avons injecté aux cobayes du premier lot de 0 gr. 10 à 0 gr. 20 d'antipyrine par kilogramme, dose modérée, pour éviter l'influence d'une action toxique. Puis, au bout de trente-six heures, nous les avons tous sacrifiés et nous avons trouvé, en dosant par la méthode de Brücke le glycogène soit hépatique, soit musculaire, *qu'il était notablement plus abondant* chez les animaux du premier lot. Comme nous savions, d'autre part, que l'antipyrine entrave la destruction du sucre, et qu'il était irrationnel de supposer qu'elle pût augmenter la formation du glycogène, on devait conclure qu'elle entravait la glycogénie.

L'antipyrine *in vitro* diminue la consommation du sucre (Brouardel et Loye). Il en est de même sur le vivant : chez un chien ayant ingéré une dose un peu forte d'antipyrine, ou, d'une façon générale, d'une des substances connues sous le nom d'antipyrétiques, la teneur en glucose du sang artériel et du sang veineux présente un écart moindre qu'à l'état normal (2).

(1) Lépine et Porteret, De l'influence qu'exercent les substances antipyrétiques sur la teneur du foie et des muscles en glycogène. (*Comptes rendus*, 3 avril et 13 août 1888.)

(2) Lépine, De l'action de quelques antipyrétiques sur la con-

La diminution de la consommation du sucre peut être encore démontrée — d'une manière indirecte, — par le fait que la diminution de la désassimilation des matières protéiques, indiquée par l'abaissement du chiffre de l'azote urinaire (1) chez un animal soumis à un antipyrétique, n'est pas suffisante pour rendre compte de la diminution de l'excrétion de l'acide carbonique (2). On est donc obligé d'admettre que les antipyrétiques provoquent une diminution de la consommation des matières ternaires.

Il est ainsi établi que des antipyrétiques exercent deux actions diamétralement opposées et que dans le cas où ils sont utiles chez un diabétique, ils agissent seulement en empêchant la production du sucre. Ce fait important a été confirmé, après mes recherches, par celles de Nebelthau (3).

Il est très vraisemblable que c'est surtout par une influence nerveuse que les antipyrétiques ralentissent la glycogénie, mais il était intéressant de savoir si une action *directe* sur la cellule hépatique pouvait être admise, au moins pour une part. En vue de résoudre cette question, nous avons, Porteret et moi, broyé un foie de cobaye, *immédiatement* après la mort de l'ani-

sommation des substances hydrocarbonées. (*Arch. de méd. expérim. et d'anat. pathol.*, janv. 1889, p. 45.)

(1) Cette diminution n'est même pas constante : j'ai prouvé que certains antipyrétiques, par exemple l'acétanilide, loin de diminuer la désassimilation des matières protéiques, l'augmentent au contraire. Le fait a été confirmé par Kumagawa.

(2) J'ai étudié, avec la collaboration de Barral, la diminution de l'excrétion de l'acide carbonique sous l'influence des antipyrétiques. (Voir *Semaine médicale*, 1889, p. 261-262.)

(3) Nebelthau, Zur Glycogenbildung in der Leber. (*Zeitschr. f. Biol.*, 1891, tome XXVIII, p. 176.)

mal, et nous avons divisé la pulpe en deux parties égales. Chaque partie a macéré quelques heures, à la température du laboratoire, l'une dans une solution d'antipyrine, l'autre dans de l'eau pure. Au bout de ce temps, on a dosé le glycogène de l'une et de l'autre portion : la première en renfermait 7 gr. 05; la seconde, 5 gr. 26 seulement (1).

Plus récemment, nous avons constaté, Martz et moi, dans une longue série de circulations artificielles à travers le foie, que, si l'on additionne d'un sel de quinine le sang circulant à travers cet organe, ce dernier *conserve son glycogène.* La quinine est donc susceptible d'agir directement — d'une façon probablement encore plus énergique que l'antipyrine — sur la cellule hépatique, en dehors de l'action nerveuse qu'elle exerce incontestablement (2).

On sait que la quinine a été, il y a quelques années, beaucoup recommandée dans le diabète.

Il en est de même du salicylate de soude et de son succédané le salol, qui méritent d'être maintenus sur la liste des agents antidiabétiques (3). J'ai employé, parfois avec avantage, le salicylate de soude.

(1) Lépine, *Arch. de méd. expérim. et d'anat. pathol.* janv. 1889; p. 55.

(2) Martz, Recherches expérimentales au moyen des circulations artificielles à travers le foie et le pancréas. (*Thèse de Lyon*, 1897.)

(3) Je n'ai pas besoin de dire que ces médicaments, quand ils réussissent chez les diabétiques, agissent comme appartenant au groupe des antipyrétiques, et non en raison de leur action antirhumatismale. Aussi ne saurais-je partager l'opinion de Sinclair Holden (*Brit. Med. Journ.*, 1er mai 1886) qui croit l'acide salicylique indiqué dans un diabète produit par « un trouble musculaire d'origine rhumatismale ». Cette vue, qu'il emprunte à Latham, est purement hypothétique.

2° Opium. — L'opium est un grand médicament antidiabétique. Par droit d'ancienneté, et aussi en raison de son utilité, j'eusse dû le placer avant les médicaments dits antipyrétiques. Si j'ai commencé par eux, c'est seulement parce que leur mode d'action a été élucidé avant celui de l'opium.

En fait, depuis des siècles, l'opium a été employé dans le diabète. Jusqu'à la fin du siècle dernier, c'était à l'état de thériaque; depuis Dobson, il n'a cessé d'être considéré comme le principal remède de cette maladie.

Je ne voudrais pas m'élever trop vivement contre une opinion aussi générale, et, cependant, je ne puis m'empêcher de la trouver exagérée. Assurément, l'opium fait tomber d'une manière remarquable le taux de la glycosurie et de la polyurie. L'antipyrine, *dans quelques cas*, donne des résultats encore plus prompts et plus saisissants, et, néanmoins, je n'hésite pas à affirmer que ni l'opium ni l'antipyrine ne guérissent véritablement le diabète. Ce sont le plus souvent, l'opium surtout, d'utiles médicaments *symptomatiques*, qui peuvent parfois beaucoup diminuer la glycogénie, mais l'exagération de celle-ci n'est pas l'élément essentiel du diabète.

Quoi qu'il en soit, voyons de près l'action de l'opium sur la glycogénie.

Martz et moi, dans nos expériences de circulations artificielles à travers le foie, avons constaté que, contrairement à ce qui a lieu pour la quinine, la morphine n'empêche pas la destruction du glycogène. Cela prouve que la morphine n'agit pas, comme la quinine, sur la cellule hépatique elle-même, mais a besoin de l'intervention du système nerveux (1).

Quoi qu'il en soit, chez l'animal vivant l'opium et la morphine mettent obstacle à la production du sucre. Tout récemment Richter (2) l'a démontré expérimentalement, en se servant, en partie, de la méthode que j'avais employée pour étudier l'action de l'antipyrine. Il a expérimenté sur des lapins et a pu prouver que le foie des animaux soumis à l'action de l'opium renfermait plus de glycogène que celui des lapins témoins. Ces intéressantes expériences me paraissent probantes, bien que l'auteur ait négligé d'opérer sur des *lots* d'animaux, ce qui l'aurait mis, d'une manière certaine, à l'abri des variations individuelles, parfois *très considérables*, même chez les animaux d'une même portée.

D'après von Mering et Minkowski, l'opium serait particulièrement apte à empêcher la production du sucre qui se fait aux dépens des matières protéiques. Il serait beaucoup moins en état de mettre obstacle à la transformation du glycogène en sucre. En d'autres termes, tandis que les antipyrétiques, l'antipyrine par exemple, se borneraient à gêner la formation du sucre aux dépens du glycogène déjà existant, l'opium chez un sujet au régime carné apporterait un certain obstacle soit à la production du glycogène lui-même, soit à la formation directe du sucre sans l'intermédiaire du glycogène (3). Je

(1) Martz, *loc. cit.*

(2) Richter, Zur Kenntnis der Wirkungsweise gewisser die Zuckerausscheidung herabsetzender Mittel. (*Zeitsch. f. klin. Med.*, 1898, XXXVI, 1-2.)

(3) A titre de renseignement, et sans être en état de discuter le

n'ai personnellement aucune opinion arrêtée sur cette manière de voir. Si elle est exacte, — et la compétence des auteurs que je viens de citer me ferait incliner à le croire, — l'opium serait loin d'exercer chez le diabétique une action identique à celle des substances dites antipyrétiques, et ainsi s'expliquerait le fait qu'il est, dans la thérapeutique du diabète, réellement supérieur à l'antipyrine, bien que celle-ci donne *quelquefois* des succès, en apparence, plus brillants.

3° Bromures. — Le bromure de potassium administré dès 1866, par Begbie (d'Édimbourg), à un vieillard diabétique, et repris, plus tard par plusieurs praticiens, notamment par Félizet, a procuré quelques rares succès. On reconnaît, en général, qu'il est un agent des plus infidèles dans la cure du diabète. Comme il ne semble pas possible qu'il soit susceptible de favoriser la glycolyse, il doit, quand il agit favorablement, modérer la glycogénie. Mais il peut aussi amener une action défavorable : Külz dit qu'il aggrave parfois le diabète, sans doute en déprimant le sujet.

4° Jambul. — Il est fort probable que le jambul, qui a joui, il y a quelques années, d'une certaine réputation, exerce également une action antiglycogénique : le professeur Colasanti (de Rome), qui a étudié son action sur les digestions artificielles d'amidon, admet qu'il renferme un agent entravant la production du sucre. Martz, qui a repris ces expériences, en éprouvant l'action du jambul sur la diastase du malt, la pancréatine, la taka-diastase, la salive, le suc pancréatique, etc., a constaté que les tubes additionnés de jambul

fait, je mentionnerai que Coolen (*Arch. de pharmacodynamie*, II, 3-4) aurait vu l'opium augmenter la glycosurie phlorizique.

renferment beaucoup moins de sucre que les tubes témoins (1).

5° Opothérapie hépatique. — On doit à Gilbert et Carnot d'importantes recherches cliniques et expérimentales sur l'opothérapie hépatique (2).

Les diabètes qu'ils ont traités étaient de nature différente. Dans plusieurs faits les résultats ont été insignifiants; dans d'autres, au contraire, dont ils ont rapporté l'observation. avec le graphique de la glycosurie, des améliorations considérables ont été obtenues (3).

Il semble évident que l'opothérapie hépatique ne peut agir qu'en favorisant l'action *euzoamylique* (4) du foie, c'est-à-dire la propriété qu'a cet organe de retenir les hydrates de carbone à l'état de glycogène. C'est ce qu'ont vu Gilbert et Carnot dans leurs expériences d'injection de sucre (5). Chez les animaux ayant reçu de l'extrait hépatique, pour une même quantité de sucre injecté, la quantité de sucre éliminé était beaucoup moindre.

(1) Martz, Contribution à l'étude chimique de graines de jambul, in Titres et travaux scientifiques, Lyon, 1898, p. 22.

(2) Gilbert et Carnot, De l'opothérapie hépatique dans le diabète sucré. (*Comptes rendus de la Société de Biologie*, 21 nov. 1896). — L'opothérapie, Paris, 1898.

(3) Linossier (*Lyon médical*, 12 mars 1899) a été moins heureux. Sur deux cas il a eu deux insuccès.

(4) J'ai proposé le mot d'*euzoamylie* pour désigner l'état du foie dans lequel il contient beaucoup de glycogène (ou *zoamyline*).

(5) Gilbert et Carnot, Action des extraits hépatiques sur la glycosurie expérimentale. (*Comptes rendus de la Société de Biologie*, 19 décembre, 1896.).

3. — AGENTS ANTIDIABÉTIQUES DONT L'ACTION PARAIT MIXTE OU PEU CONNUE.

1° ALCALINS. — J'ai dit précédemment qu'à petite dose les alcalins doivent agir comme excitateurs de la glycolyse. Au contraire, à dose un peu forte, tout en continuant vraisemblablement à augmenter l'oxydation du sucre, ils paraissent entraver la glycogénie. Dufourt (2), dans le laboratoire du professeur Morat, a soumis deux petits chiens aussi semblables que possible au jeûne absolu pendant quatre jours; puis, au bout de ce temps, il les a nourris avec une quantité exactement mesurée de viande durant huit à quinze jours; l'un d'eux recevait, en outre, de 2 à 5 grammes de bicarbonate de soude (dose assez forte pour un petit chien). Or, le foie de cet animal renfermait une quantité de glycogène double de celle qui était contenue dans le foie du chien témoin. Cette expérience comparative a été rétéepé plusieurs fois sur les chiens, toujours avec le même résultat, ainsi que sur deux lots de cobayes.

Dufourt laisse indécise la question de savoir si l'excès de glycogène hépatique chez les animaux ayant reçu du bicarbonate de soude tient à une formation plus abondante de zoamyline, ou à un défaut de destruction du sucre. Je ne nie pas la *possibilité* du premier de ces deux processus. Mais je crois qu'il n'expliquerait pas complètement l'excès de glycogène. D'ailleurs Gans a constaté que le bicarbonate de soude *in*

(1) DUFOURT, Influence des alcalins sur la glycogénie hépatique. (*Arch. de méd. expérim. et d'anat. pathol.*, mai 1890, p. 424.)

vitro ralentit la formation du sucre dans un mélange de glycogène et de diastase (1).

2° PIPÉRAZINE. — La pipérazine est une substance alcaloïdique qui jouit de la propriété de former, avec l'acide urique, un composé soluble, d'où son emploi dans la goutte. Elle a aussi été essayée dans le diabète. On ignore si elle est susceptible d'augmenter la glycolyse. Hildebrandt (2) admet qu'elle entrave le processus glycogénique, et ses expériences lui auraient montré qu'elle diminue très notablement la glycosurie produite par la phlorizine. De nouvelles recherches seraient nécessaires à cet égard.

3° ARSENIC. — On sait qu'à petites doses ce médicament améliore la nutrition ; à ce titre, il est utile chez un certain nombre de diabétiques. Alors même qu'il ne remplirait pas le rôle, que lui assigne le professeur Binz, d'être un *convoyeur* d'oxygène, il est probable qu'il favorise la glycolyse ; toutefois on l'a vu augmenter la glycosurie, peut-être en excitant la glycogénie plus que la glycolyse. Quoi qu'il en soit, de *fortes* doses diminuent la glycogénie, *mais sans conserver le glycogène*, comme le font les alcalins, car les recherches déjà anciennes de Saïkowsky (3) nous ont appris que le foie des animaux ayant ingéré de très fortes doses d'arsenic est toujours pauvre en glycogène. L'arsenic à doses élevées

(1) GANS, Influence des solutions salines sur la rapidité de la transformation du glycogène en sucre. (*Semaine médicale*, 1896, p 168.)

(2) HILDEBRANDT, Ueber eine Wirkung des Piperazin und seinen Einfluss auf den experimentellen Diabetes. (*Berlin. klin. Wochensch.*, 5 fév. 1894, p. 141.)

(3) SAÏKOWSKY, Zur Diabetes Frage. (*Centr.-Bl. f. die med. Wissensch.*, 11 nov. 1865.)

agit donc comme *altérant*. A doses moindres, il influence la nutrition d'une manière souvent favorable. Mon savant collègue, le professeur Renaut recommande le cacodylate de sodium en injections rectales à la dose de 2 ou 3 centigrammes par jour.

4° Urane. — Je n'ai pas, jusqu'ici, employé moi-même les sels d'urane. On sait que le nitrate a été beaucoup vanté par Samuel West (1). Duncan a confirmé les heureux résultats de S. West chez trois malades. La dose quotidienne de nitrate d'urane a été de 0 gr. 03 centigr. à 1 gramme. Il n'a pas observé d'effet fâcheux, mais une diminution notable de l'urine et de la glycosurie, une amélioration de l'état général, ainsi qu'une augmentation du poids. Duncan croit à une action stimulante de ce médicament sur les cellules de l'organisme et le recommande surtout contre le diabète nerveux (2).

5° Autres agents médicamenteux. — Beaucoup d'autres médicaments ont été essayés dans le traitement du diabète et ont donné des succès ; le phosphore, la strychnine, le fer, la chaux, la pilocarpine, l'iode, l'iodoforme et l'iodure de potassium, le mercure, l'ergot de seigle, les baies de myrtille, etc. De ces médicaments divers, les uns agissent comme toniques ou reconstituants, par exemple la chaux, d'autres remplissent, quelquefois par hasard, certaines indications, d'au-

(1) Samuel West, The treatment of diabetes mellitus by uranium nitrate. (*Brit. Med. Journ.*, 24 août 1895.)

(2) Duncan, The treatment of diabetes mellitus by nitrate of uranium. (*Brit. Med. Journ.*, 16 oct 1897.) — On sait qu'à la dose de quelques centigrammes le nitrate d'urane amène chez le lapin, la glycosurie et la mort. Voir Cartier, (*Thèse de Paris*, 1891).

tres, enfin, n'amènent qu'un succès contestable. Quoi qu'il en soit, je ne crois pas devoir hasarder d'hypothèses au sujet de l'action de ces médicaments qui ne sont pas à proprement parler des agents antidiabétiques ; aussi terminerai-je par l'exposé sommaire des résultats de l'opothérapie pancréatique et hépatique, et par l'examen de leur mode d'action.

6° Opothérapie pancréatique. — Il est inutile d'énumérer les trop nombreux insuccès qu'elle a jusqu'ici enregistrés, et j'estime qu'il suffira de rapporter quelques cas seulement, où elle a paru utile.

Knowsley Sibley a obtenu une amélioration dans un fait de diabète grave, en faisant ingérer quotidiennement un pancréas (1).

Ralfe, après avoir traité sans résultat une jeune fille diabétique à l'aide de 0 gr. 02 centigr. de morphine par jour, lui fit prendre chaque matin du pancréas cru de mouton. La densité de l'urine resta la même (1,035) ; mais sa quantité ainsi que celle de sucre, qui était de 150 grammes par vingt-quatre heures, diminuèrent notablement, pour s'élever de nouveau pendant une suspension de traitement, et retomber de moitié à la reprise de la médication pancréatique. En même temps le poids de la malade augmenta (2).

Ausset dit avoir vu disparaître la glycosurie chez un diabétique rendant 38 grammes de sucre dans les vingt-quatre heures, en lui faisant ingérer du pancréas de veau. Il aurait obtenu le

(1) Voir *Semaine médicale*. 1893. Annexes, p. LXXXII.

(2) Ralfe, Reports of the London Hospital. (*Clinical Journ.*, 10 août 1893).

même résultat chez des chiens privés de pancréas (1).

Bormann a soumis un homme de trente ans, atteint de diabète maigre, à l'ingestion de pancréas de bœuf rôti (2). Au moment où l'on commença le traitement, la polyurie et la glycosurie avaient été déjà fort amendées par le régime : de 400 grammes le sucre était tombé entre 30 et 110 grammes. Sous l'influence de la médication pancréatique, il oscilla entre 17 et 40 grammes. Mais, le malade se refusant à continuer l'ingestion, on lui donna en lavement du suc de pancréas. Le sucre tomba à 14 grammes, pour remonter à 30 grammes, chiffre auquel il se maintint jusqu'à la sortie du patient de l'hôpital.

Thesen (3) a traité par l'ingestion de pancréas cru six malades atteints de diabète grave qui, au régime carné absolu, excrétaient quotidiennement 200 grammes de sucre. Il a noté une *diminution* de l'excrétion du sucre et de l'azote, *mais seulement pendant la durée du traitement*. Le pancréas était administré à la dose de 50 à 300 grammes par jour ; les patients ne l'acceptaient d'ailleurs qu'avec répugnance.

Lisser (4) a observé dans le service du docteur Pouritz, à Odessa, deux cas de diabète traités par des lavements de pancréas haché, infusé dans

(1) Ausset, Traitement du diabète pancréatique par l'ingestion de pancréas de veau. (*Semaine médicale*, 1895, p. 376.)

(2) Bormann, Un fait de traitement pancréatique (en russe). (*Meditsina*. 1895, p. 195) — Trad. allemande in *Wien. med. Blätter*, 1897, n° 42.

(3) Thesen, Pankreas im Diabetes. (*Deutsche Med. Ztg.*, 25 janv. 1897, p. 62.)

(4) Lisser, Behandlung des Diabetes mit Pankreasklysmen. (*Therap. Wochenschr.*, 9 fév. 1896.)

une solution physiologique. Dans le premier cas, sous l'influence de 34 lavements, le chiffre du sucre est tombé de 875 grammes par jour à 425 grammes. A la suite de la suspension du traitement, il atteignit le chiffre de 916 grammes pour tomber de nouveau à 256 grammes après que les lavements eurent été repris; la quantité d'urine était également diminuée pendant l'administration des lavements (1). En même temps l'état général s'améliora, et le malade avait gagné 2 kilogr. 1/4 quand il est sorti de l'hôpital. Chez le second patient, le résultat a été sensiblement analogue; l'augmentation de poids s'est élevée à 4 kilogrammes; mais les lavements n'ont pu être tolérés plus de quinze jours consécutifs.

Battistini (2) a soumis deux diabétiques de la clinique de Bozzolo à des injections sous-cutanées d'extrait glycériné et aqueux de pancréas. Il y a eu diminution de la glycosurie; dans le second cas, la densité de l'urine est, cependant, restée fort élevée (1,035).

Lauritzen (3) a donné à six diabétiques de l'extrait glycériné de pancréas de veau; il a observé une très faible diminution de la glycosurie; l'effet a été plus marqué dans deux cas d'*atrophie du pancréas* (constatée à l'autopsie).

Vanni et Burzagli rapportent deux observations de diabétiques traités par des injections sous-cu-

(1) La voie rectale pour l'introduction du pancréas a été proposée par Mac Namara. (*Brit. Med. Journ.*, 21 juillet 1894.)

(2) Battistini, Ueber zwei Fälle von Diabetes mellitus, mit Pancreassaft behandelt. (*Therap. Monatsh.*, oct. 1892.)

(3) Lauritzen, Pankreas im Diabetes. (*Deutsche Med. Ztg.*, 25 janv. 1897, p. 63)

tanées d'extrait glycériné de pancréas (1) et par l'ingestion de pancréas cru mélangé à l'extrait. L'ingestion de pancréas cru a donné, momentanément, quelque amélioration (2).

Le professeur Spillmann a observé une diminution de la glycosurie chez deux diabétiques maigres soumis aux injections de suc pancréatique ; le poids du corps est resté dans ces deux cas stationnaire (3).

Gilbert et Carnot (4) ont vu « dans un cas récent de diabète, chez une femme de cinquante ans, présentant un cancer du sein, de la lithiase biliaire, etc., la quantité de sucre total (200 gr. en moyenne), qui n'avait pas été influencée par l'emploi de l'extrait hépatique, tomber brusquement de moitié après l'administration d'extrait pancréatique ».

Je pourrais emprunter encore à la littérature deux ou trois faits analogues aux précédents, mais ce serait tout. En somme, l'opothérapie pancréatique ne compte à son actif aucun succès éclatant ou même absolument indiscutable, car, pour peu qu'on soit sceptique, la plupart des observations précédentes n'entraînent pas la conviction (5). On peut, en effet, objecter, que les

(1) Blumenthal (*Zeitsch. f. dietet. u. physikal. Therap.*, 1898, p. 256) a fait la remarque que les extraits glycérinés agissent moins que le pancréas lui-même.

(2) Vanni et Burzagli, Due casi di diabete trattati con iniezioni ipodermiche di estratto glicerico e con l'uso interno di pancreas fresco. (*Morgagni*. juillet 1895.)

(3) Spillmann, Sur le traitement du diabète. (*Semaine médicale*, 1896, p. 338.)

(4) Gilbert et Carnot, *loc. cit.*

(5) C'est à cette conclusion qu'arrive le professeur de Cérenville (*Rev. méd. de la Suisse rom.*, déc. 1895). Plus récemment, au quatrième Congrès français de médecine interne (voir *Semaine médicale*, 1898, p. 183), notre collègue de Lausanne a

améliorations ont été spontanées ou dues simplement au régime; on peut également faire valoir que les médecins les plus habiles s'illusionnent parfois sur la valeur d'une médication, etc. Toutefois, après avoir examiné sans parti pris les faits précités, je ne saurais admettre que, dans tous les cas, l'opothérapie ait été inefficace. Je ne puis même accepter que, dans les quelques cas où il semble évident qu'elle a été utile, l'amélioration puisse être simplement expliquée par une de ces actions perturbatrices sur lesquelles mon savant collègue le professeur Soulier (de Lyon) a très justement insisté (1). Il est vrai que tous les expérimentateurs (sauf Ausset, dont j'ai cité précédemment les étonnants succès) ont jusqu'ici échoué dans leurs tentatives thérapeutiques chez les animaux rendus diabétiques par l'extirpation du pancréas. Ces insuccès prouvent qu'il y a une inconnue à dégager.

Chez un chien rendu diabétique par suite de l'ablation du pancréas, Hugounenq et Doyon n'ont pas réussi à diminuer la glycosurie au moyen de l'ingestion ou de l'injection d'extraits de pancréas préparés de diverses manières (2), tandis qu'en injectant dans les veines d'un chien (rendu de même diabétique) de la

reconnu « qu'un certain nombre d'auteurs ont obtenu des améliorations par l'ingestion d'extraits de pancréas ».

(1) Soulier, Traité de thérapeutique et de pharmacologie. Paris, 1895, t. Ier, p. 22.

(2) Hugounenq et Doyon, Recherches expérimentales concernant le traitement du diabète pancréatique par l'administration des extraits de pancréas. (*Arch. de physiol.*, 1897, p. 834.) — Dans quelques expériences seulement, des extraits du résidu liquide de la digestion pepsique du pancréas de chien ont diminué la glycosurie. Au sujet des réserves faites par les auteurs sur la valeur de ces expériences, je renvoie à l'original.

lymphe d'un chien *sain*, j'ai pu faire tomber l'hyperglycémie, ainsi que la glycosurie (1).

Ce n'est pas à la voie d'introduction qu'il faut attribuer le résultat positif, mais bien à la matière injectée; le professeur Hédon, chez un chien privé du pancréas et excrétant de 64 à 87 grammes de sucre par jour (2), a pratiqué une infusion intraveineuse d'un extrait de pancréas de chien préparé en faisant digérer 50 grammes de glande dans 50 grammes de glycérine et 100 grammes d'eau, puis en filtrant sur papier et au filtre d'Arsonval sous pression d'acide carbonique; 30 grammes de ce liquide ont été injectés. Il n'y a eu qu'une diminution légère de la glycosurie, et cette diminution est probablement imputable à ce que le chien a peu mangé consécutivement à cette opération. Il est donc certain que l'extrait de pancréas est moins antidiabétique que la lymphe.

Ce résultat peut s'expliquer en admettant que le pancréas ne renferme que *très peu* de produit favorisant la glycolyse. Incessamment versés dans le sang, ils ne s'accumulent pas dans l'organe. Ce qui semble le prouver, c'est que, toutes choses égales, les résultats ont été meilleurs dans les cas où la quantité de pancréas administrée a été plus grande.

La transplantation d'un pancréas vivant sous la peau d'un diabétique est une tentative rationnelle, qui a déjà été faite, mais sans succès. Il n'est pas impossible qu'elle réussisse un jour, au moins partiellement. On aurait ainsi à la fin l'ac-

(1) Lépine, *Comptes-rendus*, 6 avril 1890. — Cette communication n'a trait qu'à un seul cas; mais j'ai, depuis, répété cette expérience, et toujours avec un résultat positif.

(2) Hédon, Diabète pancréatique. (*Loc. cit.*, p. 52.)

tion glycolytique favorisante exercée par le pancréas sur la glycolyse et l'action modératrice sur la glycogénie hépatique que possède, d'après Chauveau et Kaufmann, la sécrétion interne de cet organe, et qui y a été démontrée par l'expérience de Kaufmann sur un chien dépancréaté, avec foie énervé (1).

Dans des cas d'ailleurs *exceptionnels*, mais absolument authentiques, l'opothérapie pancréatique a augmenté la glycosurie. Ainsi, chez deux malades de Gilbert et Carnot, qui avaient été améliorés par l'extrait de foie, elle a fait remonter le taux du sucre plus haut qu'il n'avait été antérieurement (2).

IV. — DYSCRASIE TOXIQUE, COMPLICATION DU DIABÈTE

Chez un certain nombre de diabétiques se développe d'une manière plus ou moins insidieuse une dyscrasie particulière qui aboutit le plus souvent au coma et à la mort.

Les principaux symptômes de cette complication sont : 1° l'odeur d'acétone exhalée par le malade, et que répand son urine ; 2° la réaction de Gerhardt (coloration rouge de l'urine, après addition de perchlorure de fer, indiquant la prése e de l'acide diacétique ; 3° la déviation *à*

(1) *Comptes-rendus de la Société de Biologie*, 1894, p. 254.

(2) Thiroloix et surtout Sandmeyer (*Zeitsch. f. Biol.*, 1895, tome XXXI, p. 12) ont vu, chez des chiens rendus diabétiques par l'ablation du pancréas, la glycosurie tripler et même quadrupler si à leur ration de viande on ajoutait du pancréas de bœuf. L'explication de ce fait est très simple : l'ablation du pancréas chez le chien entrave énormément l'absorption des aliments. L'ingestion de pancréas facilite leur digestion et leur résorption.

gauche de la lumière polarisée produite par l'urine *après fermentation*, et l'existence de l'acide crotonique dans le distillat de l'urine, ces deux signes indiquant la présence d'acide β oxybutyrique ; 4° l'augmentation de l'ammoniaque dans l'urine ; 5° l'aggravation de la faiblesse générale, *l'inappétence*, etc., coïncidant avec la diminution de la glycosurie, avec *l'augmentation de la fréquence* du pouls ; — enfin, 6° *l'apparition de troubles respiratoires*, qui, en général, ne précèdent le coma que de peu d'heures.

Reprenons ces divers symptômes, dont quelques-uns sont fort importants.

I. — ACÉTONÉMIE

Excrétion de l'acétone chez les sujets sains. — Chez les sujets sains, on peut trouver des traces d'acétone dans l'urine ; mais l'acétone étant une substance très volatile, il n'est pas surprenant qu'on en trouve notablement plus dans l'air expiré. J. Mueller (1) en a dosé jusqu'à 3 milligr. *par heure* dans l'haleine de tous les sujets sains qu'il a examinés. Cela ferait 0 gr. 07 par jour. D'après lui, et contrairement à l'opinion générale, l'usage du vin, en quantité d'ailleurs modérée, n'augmenterait pas la quantité d'acétone journellement excrétée.

Chez le chien sain, comme chez l'homme, l'acétone passe en quantité beaucoup plus abondante dans l'air expiré que dans l'urine. D'après Schwarz (2), si l'on injecte sous la peau d'un

(1) Mueller (J.), *Archiv für exper. Pathologie*, 1898, tome XL, p. 135.

(2) Schwarz, *Archiv für exper. Pathologie*, 1897, Band XL, p. 168.

chien de 0 gr. 2 à 1 gr. 6 d'acétone, il n'en passe dans l'urine que de 1 à 4 % de la quantité injectée, tandis que le poumon en excrète plus de 55 %, ce qui fait environ 60 % pour les deux organes. — Si l'on injecte 2 grammes par kilogramme, les mêmes organes en excrètent davantage, environ 76 %.

On voit, d'après ces chiffres, qu'une certaine proportion de l'acétone injectée disparaît, probablement par oxydation; mais ce qui prouve que le pouvoir oxydant de l'économie vis-à-vis de l'acétone est faible, c'est qu'après l'injection d'une dose très minime (0 gr. 0035 par k.) on retrouve encore dans l'haleine 18 % de la quantité injectée.

Excrétion de l'acétone chez les sujets sains privés d'hydrates de carbone. — Chez les sujets sains *privés d'hydrates de carbone*, J. Mueller a trouvé dans l'air expiré jusqu'à 20 mmgr. d'acétone par heure. Le résultat des dosages fait par Nebelthau sont conformes aux précédents : chez un inanitié l'haleine renfermait par heure 0 gr. 15 d'acétone, soit 3 gr. 6 en 24 heures, tandis que, dans le même temps, l'urine n'en contenait que 0 gr. 35, environ la dixième partie (1).

Mais, à mesure que l'acétonémie augmente, la proportion d'acétone excrétée par l'urine, relativement à celle qui est exhalée, prend davantage d'importance. Le poumon ne peut excréter qu'une certaine quantité d'acétone, qui est en raison directe de la tension de sa vapeur dans le sang et en raison inverse de la ventilation pulmonaire. Quand la limite est atteinte, tout le surplus doit

(1) Nebelthau, *Centralblatt für innere Medicin*, 1897, p. 977.

passer par l'urine. D'après Hirschfeld (1), si chez un sujet sain la quantité journalière des hydrates de carbone ingérés est inférieure à 20 grammes, il passe 0 gr. 10 d'acétone dans l'urine, et cette quantité augmente pendant 7 ou 8 jours, de manière à osciller entre 0 gr. 20 et 0 gr. 70. Il suffit d'ailleurs de 50 à 100 grammes d'hydrates de carbone dans l'alimentation quotidienne pour faire rapidement disparaître cette acétonurie.

Voilà en moyenne ce qu'on observe chez les sujets sains ; mais il faut bien savoir qu'il y a des différences individuelles. D'une manière générale, les vieillards excrètent plus d'acétone que les sujets jeunes.

Excrétion de l'acétone chez les diabétiques. — Certains diabétiques se comportent, quant à l'excrétion d'acétone, comme les sujets sains privés d'hydrates de carbone : Petters (2), en 1857, soupçonna le premier la présence de cette substance dans le sang et dans l'urine d'un diabétique qui mourut dans le coma. Trois ans plus tard, Kaulich en démontra l'existence dans l'urine de plusieurs diabétiques (3). Depuis, l'acétonurie diabétique a fait l'objet de nombreux travaux (4).

(1) Hirschfeld, *Zeitschrift für klinische Medicin*, 1895, tome XXVIII, p. 176.

(2) Petters, *Prag. Vierteljahrschr*, 1857.

(3) Kaulich, *id*, 1860.

(4) Von Rupstein, *Centralblatt für med. Wiss.*, 1874, n° 55. — Markownikoff, *Liebig's Annalen*, tome 182, p. 362. — Jœnicke, *Deutsches Archiv f. kl. Med.*, 1882, tome XXX, p. 108. v. Jaksch, Ueber Acetonurie und Diaceturie. Berlin, 1885. — Rosenfeld, *Deutsche med. Woch.*, 1887, p. 683. — West, *Transact. of Med. Society* 1888, déc. 3. — Wright, Crocer's research, Scholarship lecture ; London, 1891, p. 16 — Hirschfeld, *Zeitschr. f. klin. Med.*, 1895, tome XXVIII, p. 176, et *id.*, 1897, tome XXXI, p. 212.

Bien que l'acétone ne soit pas, à proprement parler, une substance toxique (1), une abondante excrétion d'acétone, par le fait qu'elle décèle une acétonémie notable, passe à bon droit pour un symptôme grave. Mais il n'y a pas corrélation entre le degré de l'acétonurie et la gravité du diabète : v. Noorden a vu, chez deux diabétiques qui, soumis à un régime rigoureux, n'excrétaient pas de sucre, l'acétone de l'urine s'élever, chez l'un, à 2 ou 3 grammes par jour et, chez l'autre, à 3 ou 4 grammes. Or, le premier, atteint de diabète grave, mourut, au bout de quelques mois, de coma ; le second n'avait qu'une forme légère de diabète (2). Grube prétend que, chez certains diabétiques, elle peut se concilier avec l'augmentation de poids, au moins pendant un certain temps (3). Elle augmente, le plus souvent, dans les jours qui précèdent l'apparition du coma (4) ; mais cette augmentation n'est pas, à elle seule, un symptôme de coma *imminent :* un diabétique observé par Naunyn, a excrété, pendant des semaines avant l'apparition du coma jusqu'à 6 grammes d'acétone par jour.

La cause de l'augmentation de l'excrétion de

(1) Kussmaul a injecté, sous la peau de lapins, plus de 5 grammes d'acétone en deux heures. Les animaux n'ont présenté que de l'ivresse. (*D. Arch. f. klin Med.*, 1874, tome XIV.) — Albertoni et Pisenti ont ingéré à des lapins plus de 6 grammes d'acétone par jour, pendant 22 jours, sans produire d'intoxication. (*Archivio per le Scienze med.*, 1887, vol. XI, p. 129.) Chez le chien, l'injection de 10 grammes sous la peau ne détermine aucun symptôme apparent. De ces expériences et d'autres, il résulte que l'acétone n'a pas une toxicité supérieure à l'alcool.

(2) v. Noorden, Die Zuckerkrankheit, Berlin 1898, 2e éd. p. 96.

(3) Grube, *Münch. med. Woch.*, 1896, n° 23.

(4) *Exceptionnellement*, elle pourrait diminuer à ce moment et même *disparaître*. (Dreschfeld, *British med. joural*, 1886, aug. 21.)

l'acétone chez certains diabétiques est encore mal élucidée.

L'idée qui se présente la première à l'esprit, c'est qu'elle provient du sucre (Markownikoff)(1), Vaughan Harley (2), quelques heures après l'injection de fortes quantités de glucose (10 à 12 gr. par k.) dans la jugulaire de chiens dont les uretères étaient liés, a trouvé que leur sang contenait toujours de l'acétone (et de l'acide diacétique). Le professeur Hugounenq, antérieurement à ces expériences, avait déjà supposé que l'intermédiaire entre le sucre et l'acétone pourrait bien être l'aldol (3). Mais, on sait, depuis Petters (4) et Cantani (5), que l'acétonurie se rencontre non seulement chez les diabétiques, mais dans divers états consomptifs, ainsi dans l'inanition (6), dans différentes maladies fébriles (7), dans les cachexies (8), dans les intoxications (9), etc.

(1) Markownikoff, *Maly's Jahresbericht* pour 1878, p. 190. — Fremy avait obtenu, dès 1835, de l'acétone par distillation sèche du sucre de canne.

(2) Vaughan Harley, *Du Bois-Reymond's Archiv*, 1893. Suppl. p. 46.

(3) Hugounenq, *Revue de médecine*, 1887, p. 301.

(4) Petters, *loc. cit.*

(5) Cantani, *Il Morgagni*, 1864.

(6) Voir Cantani, *loc. cit.* — Siemens, *Archiv für Psychiatrie*, 1883, tome XIV, p. 593. — Tuczek, *id.*, tome XV, p. 783.

(7) Voir Cantani, *loc. cit.* — Deichmuller, *Cent. f. klin. Med.* 1882. — Jaksch, *Zeitschr. f. klin. Med.* 1882, tome V. — Seifert, *Verhandlungen der Phys. med. Gesell.*, Würzburg. 1883. — Penzoldt, *D. Arch.*, 34, p. 135. — Litten, *Zeits. für kl. M.*, tome VII, suppl. p. 81. — Kulz, *Zeitschr. f. Biol.* 1887, 336. — Baginski, *Du Bois-Reymond's Archiv.* 1887, 349. — Engel, *Zeitschrift fürkl. Medicin*, 1892, tome XX, 514.

(8) Voir v. Jaksch, *Verhandlungen des 2e Congresses*, 1883. — Riess *Zeitschr. f. kl. Med.* 1884. tome VII, suppl — Senator, *Zeitschr. f kl. Med.*, t. VII, p. 235. — Klemperer, *Berliner klinische Wochenschrift*, 1889, p. 869.

(9) Voir pour les auto-intoxications v. Jaksch, *Zeitschrift f.*

En conséquence, on a généralement admis que l'acétone (ainsi que l'acide diacétique et l'acide β oxybutyrique, dont il va être question plus loin) est un produit de désassimilation des matières protéiques (1). Mais, dans cette hypothèse, il faut admettre que la désassimilation de ces matières se fait d'une manière *spéciale;* car l'acétonurie ne se rencontre pas seulement dans les états consomptifs.

Si on ne connaît pas très bien les conditions dans lesquelles la désassimilation des matières protéiques donnent naissance à l'acétone, on sait, au moins, d'une manière certaine, que, souvent, chez un diabétique acétonurique, une ingestion suffisante d'hydrate de carbone diminue ou fait même cesser l'acétonurie. On doit, en conséquence, admettre que les hydrates de carbone empêchent la formation d'acétone; mais bien des points restent à expliquer : ainsi, J. Mueller a découvert le fait étrange que l'administration de 60 grammes de sucre par le rectum ne produit pas le même effet que l'*ingestion* de la même quantité de sucre (2). En effet, donnés par la bouche, 60 grammes de sucre, et même moins, diminuent beaucoup l'excrétion de l'acétone. Aussi admet-il que cette substance se forme dans le tube digestif, en l'absence d'hydrates de carbone. L'acétonurie de l'inanition ne serait pas,

kl. Med., t. X, p. 363. — Suffinger, *Wiener kl. Woch.* 1888. — Lorenz, *Zeitsch. f. kl. Med.* 1891, t. XIX. Pour l'intoxication médicamenteuse, voir Tuczek (Antipyrine), *Berliner kl Woch.*, 1889.

(1) Jaksch a trouvé de l'acétone parmi les produits d'oxydation des matières albuminoïdes. Voir aussi Rosenfeld, *Centralblatt für innere Med.*, 1895, n° 51. — Weintraud, *Archiv für exper. Pathologie*, 1894, tome XXXIV, p. 169.

(2) Mueller, *Centralblatt für innere Medicin*, 1898, p. 483.

d'après lui, un argument contre la formation d'acétone dans le tube digestif, attendu que, même dans l'inanition, ce dernier contient une quantité bien suffisante de matière protéique pour donner naissance à l'acétone.

Mais nous ne sommes pas au bout des difficultés : l'alimentation carnée produit une légère acétonurie; or, celle-ci disparaît par l'augmentation de la viande. Au contraire, si on ajoute de la graisse à une alimentation carnée insuffisante, il se produit une forte acétonurie.

Geelmuyden, à qui on doit la connaissance de ce fait, en conclut que la *graisse* est une source d'*acétone* (1). Cette idée, qui ne paraît pas avoir, pour le moment, beaucoup de partisans, n'est pas irrationnelle, et, pour dire toute ma pensée, je suis porté à croire que l'origine de l'acétone ne doit pas être uniquement attribuée aux matières protéiques, comme on l'admet généralement.

L'acétonurie est diminuée par l'administration de glycérine ; elle est *augmentée* par les alcalins; mais, sur ce point, il convient de distinguer : très probablement, dans ce dernier cas, c'est l'*excrétion* seule de l'acétone qui est augmentée, et il y a des raisons de croire que l'*acétonémie* doit, au contraire, diminuer.

2. — RÉACTION DE GEHRARDT ; ACIDE DIACÉTIQUE

Elle consiste dans l'apparition d'un rouge sombre, avec une nuance violet foncé, dans l'urine contenue dans un verre à pied, et à laquelle

(1) Geelmuyden, *Zeitschrift für physiol. Chemie*, 1897, tome XXIII, p. 431, et *id.* 1898, tome XXVI, p. 381.

on ajoute quelques gouttes de perchlorure de fer. Dans les cas où la coloration est intense, il est bon, pour pouvoir apprécier ses variations éventuelles, de diluer l'urine au dixième avant l'addition du perchlorure de fer.

Le professeur Gehrardt, à qui on doit cette réaction importante, crut d'abord qu'elle était due à la présence dans l'urine d'éther diacétique. On sait, aujourd'hui, qu'il faut la rapporter à l'acide acéto-acétique (1) ou diacétique; d'après les recherches du professeur Prévost (avec la collaboration de Binet), cet acide n'est pas doué d'une toxicité considérable (2).

3. — ACIDE β OXYBUTYRIQUE

Gœtghens (3), en dosant les acides et les bases de l'urine d'un diabétique, arriva à la conclusion qu'il y avait un acide *inconnu* dans cette urine. Trois années plus tard, Stadelmann (4), en suivant la même méthode, découvrit l'acide crotonique. Mais les recherches ultérieures, faites à peu près en même temps et indépendamment l'un de l'autre par E. Külz (5) et par Minkowski (6), ont montré que l'acide crotonique

(1) Rupstein, *Fresenius's Zeitschrift*, tome XIV. — Deichmuller, *Annalen der Chemie*, tome CCIX. — Tollens (*id*). — Jaksch, *Zeitschr. f. phys. Chemie*, 1883, VII, p. 487, et *Zeitschrift f. kl. Medicin*, tome VI. — Ebstein. *Deutsches Archiv f. kl. Med.*, 1882, tome XXX, p. 28. — Munzer et Strasser, *Archiv für exper. Pathologie*. 1893, tome XXXII, p. 372.

(2) Prévost et Binet, *Revue médicale de la Suisse Romande*, mai 1887, nº 5

(3) Gœtghens, *Zeitschrift für phys. Chemie*, 1880, tome IV, p. 36.

(4) Stadelmann, *Archiv für exper. Pathol.*, 1883, tome XVII, p. 419.

(5) Kulz (E.), *Zeitschrift fur Biologie* 1884, tome XX, p. 165.

(6) Minkowski, *Archiv für exp. Path.* 1884, tome XVIII, p. 35.

ne préexiste pas dans l'urine et se forme aux dépens d'un autre acide, l'acide β oxybutyrique. Külz est parti du fait que l'urine dans certains cas de diabète grave, si elle est privée de son sucre par la fermentation, dévie à *gauche* la lumière polarisée. Peu après, Minkowski isolait de l'urine l'acide β oxybutyrique (1).

La quantité maxima de cet acide qui puisse être journellement excrétée dans les cas les plus graves, paraît considérable. E. Kulz, en l'évaluant d'après le pouvoir rotatoire à gauche, après fermentation, l'a estimée, dans un cas, à 200 grammes. C'est là, sans doute, un chiffre extrême.

L'acide β oxybutyrique, l'acide diacétique et l'acétone ont des relations très étroites : le premier de ces corps, en absorbant une molécule d'oxygène et en perdant une molécule d'eau, se transforme en acide diacétique ; celui-ci se dédouble en acétone et en acide carbonique (2).

Jaksch a supposé que l'acétone, au lieu de provenir de l'acide β oxybutyrique, lui donne naissance en se combinant avec l'acide formique, qui pourrait également se rencontrer dans l'urine diabétique ; mais cette synthèse n'est pas prouvée, tandis que la production d'acétone et d'acide diacétique aux dépens de l'acide β oxy-

(1) Deichmuller, Zygmanski et Tollens (*Annalen der Chemie*, 1885, tome 228) ont confirmé la découverte de Külz et de Minkowski.

(2) D'après v. Noorden, s'il y a peu d'acide acéto-acétique dans le sang, tout se transforme en acétone; sinon une partie est éliminée à l'état d'acide acéto-acétique. La transformation est aidée par une réaction acide; elle peut se faire dans le milieu sanguin, mais peu alcalin, ainsi que le prouve l'odeur d'acétone que peut exhaler l'haleine.

butyrique a été expérimentalement démontrée par Minkowski.

Ce savant a ingéré à un chien de 7 kilos, privé de pancréas, 9 grammes environ d'oxybutyrate de soude dissous dans 100 centimètres cubes d'eau. Or l'urine excrétée pendant les 24 heures suivantes renfermait de l'acétone et de l'acide diacétique (1). L'animal n'a pas éprouvé de symptômes toxiques.

Presque en même temps, Araki (2) obtenait le même résultat : à un lapin il pratiquait une injection sous-cutanée de 5 grammes d'oxybutyrate de soude et retrouvait dans l'urine de l'acétone et de l'acide diacétique. Il est à noter que chez d'autres lapins soumis en même temps à la même injection et à l'inhalation prolongée d'oxyde de carbone (pour empêcher l'oxydation de l'acide oxybutyrique), il a retrouvé dans l'urine une partie de ce dernier, mais, naturellement, ni acétone, ni acide diacétique.

Sternberg (3) a fait ingérer pendant cinq jours 5 grammes d'acide β oxybutyrique à une femme neurasthénique. Aucun symptôme n'a été remarqué et on n'a pu le déceler dans l'urine. La même expérience a été faite chez un diabétique, avec la différence qu'il a pris deux fois 10 grammes de cet acide. Le malade n'a éprouvé aucun malaise, et son urine, qui renfermait déjà de l'acétone et de l'acide diacétique,

(1) Minkowski, *Archiv für exper. Pathologie*, 1893, tome XXXI, p. 182. Cette expérience avait été faite antérieurement par Albertoni (*id.*, 1884, tome XVIII, p. 238). Mais la dose d'acide oxybutyrique (non indiquée) était peut-être trop faible.

(2) Araki, *Zeitschrift für phys. Chemie*, 1894, tome XVIII, p. 10.

(3) Sternberg, *Virchow's Archiv*, 1898, tome CLII, p. 213.

n en a pas présenté davantage. Il est en conséquence probable que l'acide β oxybutyrique a été brûlé dans l'organisme, Sternberg admet que cet acide est *moins toxique* que l'acide butyrique.

Waldvogel (1), assistant à la clinique du professeur Ebstein, a retiré l'acide β oxybutyrique de l'urine d'un diabétique (par le procédé de Tollens). Il en a ingéré une certaine quantité (non indiquée) à un lapin pendant plusieurs jours consécutifs et a obtenu une fois, dans le produit de la distillation de l'urine, la réaction de l'acétone, de Légal, sans autre symptôme d'ailleurs. Ce qui donne de l'intérêt à ce fait, c'est qu'on n'obtient jamais cette réaction dans l'urine du lapin, même après une inanition prolongée. Ainsi chez le lapin, comme chez le chien, la production d'acétone dans l'organisme aux dépens de l'acide oxybutyrique est expérimentalement prouvée.

Waldvogel a injecté, également chez le lapin, de l'oxybutyrate de soude dans la veine de l'oreille, sous la peau et dans le péritoine. L'introduction de ce sel par la voie sous-cutanée et par la voie péritonéale a amené une néphrite hémorragique. Chez des grenouilles et des souris, l'oxybutyrate de soude produit un état transitoire d'affaissement tel que ces animaux devenaient incapables de s'échapper quand on cessait de les maintenir.

Les faits précédents nous donnent une idée de l'effet produit par des doses, d'ailleurs énormes, d'acide oxybutyrique. Il est certain que la toxicité de ce corps est faible : Noorden cite le cas

(1) Waldvogel, *Centralblatt für innere Medicin*, 1898, p. 845.

d'un diabétique dont l'urine en renfermait au moins 20 grammes par litre, et qui néanmoins paraissait en bonne santé. De tels cas s'expliquent sans doute par l'intégrité du rein.

De même que l'acétone et l'acide diacétique, l'acide β oxybutyrique ne se rencontre pas seulement chez les diabétiques : on a constaté son existence dans l'urine des malades atteints d'affections les plus diverses, et même dans la simple inanition [Nebelthau (1), Vergely (2)].

D'autre part, il n'existe pas dans tous les cas du coma [Wolpe (3), Rumpf (4), Munzer et Strasser (5), Hugounenq, Roque et Devic (6)]. On comprend, dit Naunyn (7), que l'acide oxybutyrique n'existe pas dans l'urine dans tous les cas de dyscrasie acide, car il peut être dédoublé entièrement dans le sang en acide diacétique et en acétone. Il se pourrait aussi que les matières protéiques donnassent directement naissance à l'acide diacétique sans passer par l'intermédiaire de l'acide β oxybutyrique (Minkowski).

4. — AMMONIÉMIE ET EXCRÉTION D'AMMONIAQUE

A l'état normal, l'urine renferme une petite quantité de sels ammoniacaux correspondant à

(1) Nebelthau, *loc. cit.*

(2) Vergely. P. Acétonurie, diacéturie et acide oxybutyrique dans les troubles intestinaux des enfants et des jeunes gens (*Archives cliniques de Bordeaux*, 1897, p. 347 et 403).

(3) Wolpe, *Archiv f. exper. Pathologie*, 1886, tome XXI.

(4) Rumpf, *Verhandl. des Congresses f. innere Med.* Wiesbaden, 1896.)

(5) Muenzer et Strasser, *Archiv für experimentelle Pathol.*, 1894, tome XXXIII, p. 372.

(6) Hugounenq, Roque et Devic. *Revue de méd.*, 1892, p. 995.

(7) Naunyn, *loc. cit.*, p. 202.

0,05 ou au plus à 1 gramme d'ammoniaque par jour (1), sauf le cas d'alimentation carnée exagérée, auquel cas la quantité d'ammoniaque quotidiennement excrétée par l'urine peut s'élever à 1 gr. 5. Dans la fièvre, elle augmente beaucoup : Rumpf a trouvé jusqu'à 3 gr. d'ammoniaque par jour dans l'urine de fébricitants (2). Or, dans certains cas de diabète, la quantité d'ammoniaque journellement excrétée par l'urine peut s'élever, ainsi que l'a le premier constaté Boussingault, à un chiffre très élevé, 4 grammes et davantage. Stadelmann aurait même observé un cas où l'excrétion de l'ammoniaque aurait atteint 12 grammes par jour. Ces hauts chiffres se rapportent tous à des cas graves, en imminence de coma (3).

L'hyperammoniémie révélée par l'abondance des sels ammoniacaux dans l'urine peut-elle devenir chez le diabétique une source particulière d'accidents? Je ne le pense pas, car, d'après les recherches de Marfori (4), un chien supporte l'injection dans les veines, en l'*espace d'une heure*

(1) Quant à la quantité d'ammoniaque existant normalement dans le sang, on sait par Winterberg (*Wiener kl. Wochenschrift*, 1897, n° 14) que, sur douze sujets sains qu'il y aurait en moyenne 0 gr. 0096 d'ammoniaque pour 1000 grammes de sang. Dans la fièvre, les écarts seraient assez notables, mais la moyenne resterait sensiblement la même.

(2) Rumpf, *Virchow's Archiv*, 1896, tome CXLIII, p. 1. Voir aussi Rumpf et Klein, *Zeitschrift für Biologie*, 1896, tome XXXIV, p. 65. — Saleskin, *Zeitschrift für phys. Chemie*, 1898, tome XXV, p. 449.

(3) Voir Hallervorden, *Archiv für exp. Pathologie*, 1880, tome XII, p. 237. — Stadelmann, *id.*, 1883, tome XVII, p. 419, — Wolpe, *id.*, 1886, tome XXI, p. 138. — Muenzer et Strasser, *id.*, 1894, tome XXXII, p. 372. — Klemperer, *Deutsche med. Woch.*, 1895. — *Vereins Beiträge*, p, 122. — Schmoll, *Dissert. Basel*, 1896.

(4) Marfori, *Archiv f. exp. Pathol.*, 1893, tome XXXIII, p. 71.

de 29 milligr. de carbonate d'ammoniaque. Si l'on admet que la toxicité des sels ammoniacaux est la même chez l'homme, ce dernier pourrait excréter, *par heure*, sans être incommodé, plus d'un gramme de carbonate d'ammoniaque, c'est à-dire une quantité bien supérieure à celle que l'on peut trouver dans l'urine d'un diabétique.

Quelle est la cause de l'hyperammoniémie chez les diabétiques ?

On sait, depuis les expériences de Walter, élève du professeur Schmiedeberg, que chez les carnivores l'ingestion d'acides minéraux qui ne se détruisent pas dans l'économie, comme font les acides végétaux, est suivie de l'augmentation de la production d'ammoniaque. Une des expériences de Walter (1) nous montre qu'un chien de 8 k. 500 excrétait à l'état normal 0 gr. 57 d'ammoniaque et 1 gr. 3, les jours où il recevait de 1 gr. 2 à 3 gr. 66 d'acide chlorhydrique dans un demi-litre d'eau.

En conséquence, d'après le professeur Schmiedeberg, l'ammoniaque a, éventuellement, pour fonction, chez le carnivore, de neutraliser les acides. Les recherches de Coranda (2) et celles de Hallervorden (3) nous ont appris qu'il en est de même chez l'homme. Mais ce serait une erreur de croire que le chiffre de l'ammoniaque indique exactement le taux de l'acidité des humeurs de l'économie ; car il résulte de recherches très précises, dans le détail des-

(1) Walter, *Archiv f. experimentelle Pathologie*, 1877, tome VII, p. 148.
(2) Coranda, *Archiv für exper. Pathologie*, 1879, tome XII, p. 76.
(3) Hallervorden, *id.*, 1880, tome XII, p. 237.

quelles je ne puis entrer ici, que souvent une certaine quantité de bases alcalino-terreuses contribuent avec l'ammoniaque à neutraliser les acides de l'urine (1).

Quoi qu'il en soit, il n'est pas contestable que la diathèse toxique, que, pour abréger, on désigne par le mot d'acétonémie, ne soit une diathèse acide. Mais il ne semble pas prouvé que le coma soit produit par l'*acidité* des humeurs. Nous avons déjà insisté sur le peu de toxicité de l'acide β oxybutyrique. Aussi comprend-on que Klemperer attribue les accidents dits acétonémiques à une toxine inconnue. Le peu de succès de la médication alcaline témoignerait jusqu'à un certain degré en faveur de cette opinion (2).

5. — AUTRES SYMPTOMES

Le coma acétonémique est annoncé, indépendamment des symptômes urinaires, par des signes précurseurs.

En première ligne, il faut citer les troubles de la digestion, *surtout l'inappétence* qui ne peut manquer d'attirer l'attention, si l'on songe que

(1) Voir Biernacki, *Münch. med. Woch.*, 1896. — Rumpf, *Virchow's Archiv*, 1896, tome CXLIII. — Hallervorden, *id.*, p. 705, et *Archiv f. exp. Pathol.*, 1896, tome XXXVIII, p. 59. — Limbeck, *Zeitschrift für kl. Med.*, 1896, tome XXXIV, p. 419. — Gerhardt et Schlesinger, Kalk und Magnesia Ausscheidung beim Diabetes mellitus (*Archiv für exper. Pathologie*, 1899, tome XLII, p. 83).

(2) Dans un cas publié par Devic, Hugounenq et Roque (*Revue de médecine*, 1892), le sérum du malade n'avait que la moitié de l'alcalinité normale, et il était toxique pour le lapin à la dose de 4 centimètres cubes par kilogramme. La toxicité n'était pas due seulement au défaut d'alcalinité, car en le neutralisant exactement avec le bicarbonate de soude, il était toxique à 12 centimètres cubes au lieu de 21 centimètres cubes, chiffre normal.

l'appétit, chez les diabétiques graves, est nécessairement augmenté.

Souvent, avant le début des troubles digestifs, on a pu observer depuis un certain temps une accélération du cœur, sur l'importance pronostique de laquelle j'ai appelé le premier l'attention. Cette accélération du cœur me paraît être le symptôme le plus précoce de la toxhémie.

Les troubles respiratoires sont caractérisés par une très grande amplitude des mouvements respiratoires bien décrite par Kussmaul (1).

Pour Naunyn, cette dyspnée serait seule *caractéristique* de la diathèse acide et, en son absence, il faudrait chercher ailleurs que dans cette diathèse la cause du coma diabétique. Cette manière de voir est-elle suffisamment fondée? Je n'oserais pour le moment l'affirmer ; car, dans un cas que j'ai observé soigneusement (2), le coma n'a pas été précédé de dyspnée, et cependant la présence de l'acétone et de l'acide oxybutyrique a été constatée dans le sang et dans l'urine de ce malade par mon savant collègue Hugounenq.

LÉSIONS RÉNALES. — La dyscrasie acétonémique caractérisée par l'acétonurie et la diacéturie peut durer *des mois* sans aboutir au coma. Il est dès lors très vraisemblable qu'elle n'est pas, par elle-même, très dangereuse, tant que l'élimination des substances toxiques s'effectue facilement, et que les accidents n'apparaissent que lorsque la fonction rénale est amoindrie. A ce point de vue, il est extrêmement important

(1) KUSSMAUL, *Deutsches Archiv f. kl. Medicin*, 1874, tome XI.V

(2) LÉPINE, *Revue de médecine*, 1887, p. 224.

d'étudier l'élimination rénale chez les acétonuriques.

Fichtner (1) a décrit il y a quelques années, chez des diabétiques morts de coma, une altération particulière des cellules des tubes contournés consistant dans la présence de fines granulations qui se colorent en noir par l'acide osmique, et qui se présentent sur une coupe perpendiculaire des tubes contournés comme une couronne de granulations noires, situées près de la base de l'épithélium. J'ai constaté plusieurs fois l'existence de cette lésion, (2) et je la crois très fréquente chez les diabétiques qui meurent dans le coma. Il convient d'ailleurs de remarquer que, d'après Hansemann (3), on peut observer avec un état fonctionnel tout à fait normal du rein une infiltration graisseuse de l'épithélium rénal, qui se présente sous l'aspect de fines gouttelettes, comme dans le cas de dégénérescence graisseuse. Il ne faudrait donc pas se hâter d'affirmer une dégénérescence graisseuse sur le seul aspect — même microscopique d'un rein.

Au contraire, nul doute ne peut exister sur la réalité d'une lésion rénale, si l'existence d'une *cylindrurie* abondante a été constatée (4).

Le coma acétonémique n'est pas une termi-

(1) Fichtner, *Virchow's Archiv*, 1888, tome CXIV ,p. 400, et *Deutsches Archiv f. kl. Medicin*, 1889, tome XLV, p. 122,

(2) Notamment chez un diabétique de mon service mort dans le coma (voir *Semaine médicale*, 1897, p. 73). Les préparations ont été faites par le Dr Bonne dams le laboratoire du prof. Renaut.

(3) Hansemann, *Virchow's Archiv*, 1897, tome CXLVIII, p. 355.

(4) Voir sur les cylindres prémonitoires du coma diabétique. Kulz, *Inaug. Dissert.* Marburg, *Virchow's Jahresbericht*, 1895, B. I p. 272.) — Nebelthau, *Aerztlicher Verein zur Marburg*, 16 mai 1896, *Berliner kl Woch.*, p. 771. — Wegeli (chez un enfant) (*Archiv für Kinderheilkunde*, tome XIX).

naison rare du diabète. Il importe, au point de vue pratique, de savoir qu'il peut survenir assez insidieusement, alors même que la proportion du sucre de l'urine n'est pas très élevée.

V. — TRAITEMENT DU COMA ACÉTONÉMIQUE

On vient de voir que la diathèse toxique qui produit le coma s'accompagne d'hyperacidité du sang. C'est en raison de ce fait que Stadelmann a recommandé de la traiter par les alcalins à haute dose.

Il n'est souvent pas facile de faire ingérer aux malades 20 ou 30 grammes de bicarbonate de soude par jour. Le citrate de soude est mieux accepté et plus facilement toléré, mais on ne peut guère dépasser 60 ou 80 grammes.

A 30 grammes de bicarbonate de soude correspondent environ 14 grammes de soude NaOH. A 80 grammes de citrate de soude correspondent près de 27 grammes de soude. Mais il est impossible de savoir quelle quantité de soude est *absorbée ;* car, dans beaucoup de cas, la diarrhée met obstacle à l'absorption.

Aussi Stadelmann a-t-il proposé *éventuellement* l'infusion intra-veineuse d'une solution de bicarbonate de soude à 3 ou 5 °/₀ (1). Ce procédé a l'avantage d'assurer l'introduction dans le sang du sel alcalin et, dans un certain nombre de cas du coma, on y a eu recours :

Wolpe (2) l'a employé le premier, sans succès

(1) Stadelmann, *Archiv für exp. Path.*, 1883, tome XVII, p. 444.

(2) Wolpe, *Archiv für exp. Pathologie*, 1886, tome XXI, p. 156.

d'ailleurs chez une femme diabétique âgée de 21 ans, dont l'urine renfermait 77 grammes de sucre par litre, beaucoup d'acétone, de l'acide β oxybutyrique, mais pas d'albumine. Quelques heures après le début du coma, on lui infusa dans la veine un litre d'eau salée renfermant 30 grammes de bicarbonate de soude.

Je n'ai pas été plus heureux l'année suivante chez un diabétique de 24 ans dont l'urine renfermait de l'acide oxybutyrique (1) et beaucoup d'acétone. Sept heures environ après le début du coma, on a infusé dans la veine un litre et demi d'eau salée renfermant 34 grammes de bicarbonate de soude ; le malade a eu une légère amélioration, mais n'a pas repris complètement connaissance. Sept heures plus tard, nouvelle infusion renfermant 10 grammes de bicarbonate de soude, amélioration légère; mort subite dans la nuit (2).

Bien que la malade ait reçu 44 grammes de bicarbonate de soude, l'urine émise après la seconde infusion était *acide*.

Il serait inutile de donner ici la bibliographie de tous les cas où la médication a été infructueuse, mais j'en citerai quelques-uns où une amélioration soit passagère, soit durable, a été obtenue (3).

Dans le cas de Hesse (4), il s'agissait d'un homme de 42 ans, tombé depuis une heure dans un profond coma. On lui infusa 250 grammes

(1) Cet acide a été dosé par M. Hugounenq, qui l'a évalué à 4 gr. 5 par litre.
(2) Lépine, *Revue de médecine*, 1887, p. 224.
(3) Voir Herzog, *Berl. kl. Woch.* 1899, p. 295.
(4) Hesse, *Berlin. kl. Wochenschrift*, 1898, p. 379.

d'une solution de bicarbonate de soude à 4 °/₀. Pendant l'heure suivante, aucun symptôme d'amélioration ; puis le coma se transforma en un sommeil calme, suivi de réveil et de retour de la connaissance.

Toute la matinée du lendemain, il fut en bon état, mais retomba dans la somnolence l'après-midi. A 5 heures on lui fit sur la peau de la cuisse une injection de 200 grammes de solution bicarbonatée à 4 %. Cette injection fut très douloureuse ; mais le malade resta éveillé toute la nuit suivante. Deux jours après, nouveau coma, qui entraîna la mort pendant les préparatifs d'une nouvelle infusion.

Un malade de Chadbourne (1) a repris deux fois connaissance après deux infusions de 900 grammes d'une solution de bicarbonate de soude, à 5 %.

Le professeur Rosenstein a rapporté l'observation d'un diabétique chez lequel à la période de coma l'on fit une infusion intra-veineuse de 500 grammes d'une solution bicarbonatée à 4 %. L'effet immédiat de l'infusion fut merveilleux. Le malade répondit sur-le-champ avec netteté aux questions qui lui furent posées, mais la température s'abaissa quelques heures après, et le malade mourut le lendemain (1).

Dans le cas suivant j'ai obtenu, également par une infusion bicarbonatée, la cessation momentanée du coma. Malheureusement, le malade, très débilité par une phtisie pulmonaire, n'a pas tardé à succomber. Cet homme était âgé de

(1) CHADBOURNE, *Boston med. and surg. journ.*, 1898 et *Sajous's Annual*, 1891, I, G. p. 83.
(2) ROSENSTEIN, *Berliner kl. Wochenschrift*, 1890, p. 291.

24 ans. Après une courte période d'acétonémie il tomba dans le coma vers huit heures. Deux heures après, au moment de la visite, le coma était *complet*, les yeux clos, les pupilles *très contractées* ; on comptait vingt-huit respirations par minute, *très amples*. L'haleine avait, plus que la veille, l'odeur caractéristique de l'acétone (1); le pouls très petit, battait 124; la température était à 36°5. Je fis aussitôt préparer une solution d'eau stérilisée renfermant par litre 7 grammes de chlorure de sodium et 10 grammes de bicarbonate de soude, et, à onze heures et demie, je fis pénétrer dans une veine du bras 2 litres de cette solution, à 38° C., en moins d'un quart d'heure.

Pendant la durée de l'injection, le pouls devenait plus fort, la respiration moins ample. A la fin, le malade avait les yeux ouverts et, spontanément, demandait à boire. On lui fit absorber par la bouche 50 grammes de bicarbonate de soude, en quelques heures.

Je vis le malade à quatre heures de l'après-midi ; il avait, comme après l'injection, sa connaissance. La respiration, toujours à 28, était moins ample que le matin ; le pouls, fort, battait 130 ; l'état général était satisfaisant, sauf que le malade avait *peu uriné*. L'urine, très pâle, renfermait : urée, 2 gr. 50 centigr. ; sucre, 14 gr. 70

(1) L'urine recueillie à ce moment et qui était un mélange de celle de la veille et de celle de la nuit a été soumise à la distillation en présence de l'acide phosphorique. Dans la portion distillée, l'acétone, dosé par le procédé de Lieben, modifiée par Martz, a été trouvé dans la proportion de 0,22 par litre d'urine. L'acidité des acides volatils exprimée en acide chlorhydrique était de 0,14 par litre, ce qui constitue une proportion exagérée. Il y avait 6 gr. 25 d'urée par litre d'urine.

centigrammes ; elle était *très acide*. Une injection sous-cutanée de 1 gramme de citrate de caféine fut pratiquée.

Le soir, à sept heures, le pouls était misérable. Le malade, à peu près sans connaissance, n'avait *presque pas uriné*. L'urine, un peu moins acide, contenait : urée, 6 gr. 25 centigr. ; sucre, 25 gr. 70 centigr. La mort survint à trois heures du matin.

L'urine trouvée dans la vessie au moment de l'autopsie, c'est-à-dire trente heures après la mort, était assez fortement acide ; elle renfermait par litre : urée, 5 grammes; sucre, 15 gr. 60 Il est à noter que, *par rapport à l'urée*, le sucre n'a cessé de baisser à partir du coma. En effet, si on représente par 1 l'urée, on a, dans les différentes urines émises, les chiffres suivants, pour le sucre :

Avant le coma, en moyenne............	6.8
Après l'injection......................	6
Quelques heures plus tard..............	3.6
Dans l'urine de la vessie (1)............	3.1

A l'autopsie, on a trouvé l'encéphale notablement plus ferme qu'à l'état normal, mais sans congestion, ni anémie appréciables. Le foie, d'apparence normale, pesait 2,020 grammes; le pancréas, un peu petit, 90 grammes; le cœur, très mou, 280 grammes. La muqueuse de l'estomac, dans une grande partie de son étendue, du côté du pylore, était le siège d'un piqueté

(1) Cette urine de la vessie, après l'*absorption* de *plus* de 60 grammes de bicarbonate de soude, était *acide;* elle renfermait 0,17 d'acétone par litre, L'acidité des acides volatils, évaluée en acide chlorhydrique, était 0 gr. 10, c'est-à-dire presque autant que la veille.

hémorragique. Les poumons renfermaient plusieurs cavernes du volume d'une petite mandarine.

La substance corticale des reins était blanchâtre. Sur des coupes faites par le Dr Bonne, nous avons pu constater la lésion type de Fichtner (granulations noires par l'acide osmique dans les cellules épithéliales des tubes contournés).

Cette lésion explique en partie l'anurie relative qui a persisté dans les dernières heures, malgré l'infusion alcaline et la caféine (1).

Besson a rapporté, à la Société anatomico-clinique de Lille, l'observation d'une femme qui excrétait 600 à 800 grammes de sucre par jour et qui était tombé dans le coma avec refroidissement et absence du pouls. Les mouvements respiratoires indiquaient seuls la vie. M. Besson lui injecta, dans du sérum artificiel, 25 grammes de bicarbonate de soude. Une heure après la malade avait repris connaissance (2).

Bien que, dans la plupart des faits précédents, — auxquels on pourrait ajouter quelques autres (3), — le retour à la connaissance n'ait duré que quelques heures, on ne peut nier que le résultat ait été important ; car, dans certaines circonstances, il n'est pas indifférent qu'un malade puisse manifester ses dernières volontés.

Il est excessivement difficile de faire cesser un coma toxique, probablement parce que les cellules nerveuses de l'encéphale qui sont d'une extrême fragilité éprouvent rapidement, au contact du

(1) Ce cas a été publié dans la *Semaine médicale* 1897, p. 73.
(2) Besson, *Gazette hebdom.*, 1898, p. 929.
(3) Voir Zinn, *Gesellschaft der Charité-Aerzte*, 28 juillet 1898.

poison, une atteinte irréparable. Aussi ai-je recommandé d'agir *avant* que le coma soit établi. Dès qu'apparaissent des *troubles respiratoires* chez un acétonémique qui a *perdu l'appétit*, et dont le *pouls a une fréquence insolite*, le coma est imminent. C'est le moment d'intervenir. Je l'ai fait plusieurs fois dans ces conditions, c'est-à-dire à la *période prémonitoire* du coma, et j'ai toujours, jusqu'ici, réussi à le conjurer (1).

Au lieu de faire une infusion dans la veine, ce qui nécessite la dénudation du vaisseau, c'est-à-dire une opération parfois un peu délicate, il paraît plus simple de faire pénétrer la solution alcaline dans le tissu cellulaire sous-cutané, à l'épigastre par exemple.

Mais, bien que cette pratique soit plus aisée, je ne saurais la recommander, car le tissu cellulaire tolère mal les solutions alcalines. Presque toujours l'entrée du liquide est douloureuse; parfois on a eu, le lendemain, la *menace* d'un phlegmon, et, dans quelques cas, il s'est produit un point de gangrène. Aussi, sauf dans un seul cas, je n'ai jamais injecté, chez un diabétique, une solution alcaline dans le tissu cellulaire sous-cutané.

Mais on peut se demander s'il est nécessaire d'injecter une solution alcaline, et s'il ne suffirait pas d'eau salée, à 7 °/₀₀, que l'on appelle improprement aujourd'hui le sérum artificiel. Roget et Balvay (2), en publiant un succès dû à une infusion d'eau salée, expriment l'opinion

(1) J'ai publié deux de ces faits, l'un dans le *Lyon medical*, 11 avril 1897, p. 509; l'autre dans la *Revue de médecine*, 1898, p. 741.

(2) Roget et Balvay, *Lyon médical*, 8 janv. 1899.

qu'elle agit aussi bien qu'une solution de chlorure de sodium et de bicarbonate de soude. Selon moi, les faits ne sont pas suffisamment nombreux pour juger la question. Il est, en tous cas, indubitable que, même après l'entrée dans le sang de quarante à cinquante grammes de bicarbonate de soude chez un acétonémique en état de coma, l'urine a été maintes fois trouvée *acide*. Il y a donc, incontestablement une dyscrasie acide, et il paraît indiqué d'essayer de la combattre par les alcalins. Ceux-ci ne font pas cesser immédiatement l'intoxication, et surtout ils ne remédient pas aux désordres du système nerveux souvent irréparables, mais je ne vois pas de raison suffisante pour les proscrire.

Les inhalations d'oxygène s'étant montrées plusieurs fois utiles, comme adjuvant, on ne manquera pas d'y recourir ; mais il ne faut pas oublier que le traitement le mieux institué échouera si la perméabilité rénale fait défaut. Or, dans tous les cas de coma diabétique, qu'il existe ou non la lésion de Fichtner, elle est sérieusement altérée.

TABLE DES MATIÈRES

PARIS. — IMPRIMERIE F. LEVÉ, RUE CASSETTE, 17.

www.ingramcontent.com/pod-product-compliance
Ingram Content Group UK Ltd.
Pitfield, Milton Keynes, MK11 3LW, UK
UKHW020310220726
13923UKWH00003B/1054